Richard Wagner

Mammakarzinom und ISCADOR®

Leitfaden für eine qualifizierte Misteltherapie

MAYER

Dieses Buch widme ich meinen beiden Ehefrauen
Angelika Wagner, geb. Görisch († 8. 8. 1979)
Dr. med. Elisabeth Wagner, geb. Dreher († 12. 9. 2004)
Beide haben mein Leben geprägt, indem sie mich zum einen zur anthroposophischen Medizin brachten und zum anderen mir die Möglichkeit aufzeigten, diese Medizin in der Anwendung von Mistelpräparaten zu vertiefen. Seit 25 Jahren darf ich jetzt viele schwer kranke Krebspatienten als Arzt behandeln und betreuen, und ich möchte unserem Sohn Johannes Wagner auf seinen Weg durch das Medizinstudium die Erkenntnis mitgeben, dass dieser Beruf sehr schwer und verantwortungsvoll ist, dass die vielen Facetten von der Betreuung und Heilung von Patienten bis hin zur Begleitung bis zum Tode ein so vielfältiges Spektrum aufweisen und einen so intensiven Kontakt mit Menschen bedingen, dass ich mir keinen schöneren Beruf vorstellen könnte.

Stuttgart, im Juni 2006 *Dr. med. Richard Wagner*

Bibliografische Information der Deutschen Bibliothek
Die Deutsche Bibliothek verzeichnet diese Publikation in der Deutschen Nationalbibliografie; detaillierte bibliografische Daten sind im Internet über http://dnb.de abrufbar

ISBN 978-3-932386-96-1

Umschlag: Laurenz Theinert, Stuttgart,
unter Verwendung einer Dia-Vorlage von Arndt Büssing
Satz: de·te·pe, Aalen
Druck und Bindung: AALEXX Druck GmbH, Großburgwedel

Inhalt

1. Allgemeines Vorwort zur Reihe »ISCADOR® und mehr«

Mit diesem Buch »Mammakarzinom – ein Leitfaden« wird im Verlag Johannes M. Mayer, Stuttgart, die Reihe: »ISCADOR® und mehr« fortgeführt.

Herrn Johannes Mayer sei an dieser Stelle herzlich Dank gesagt, dass er diese Reihe in sein Verlagsprogramm aufgenommen hat.

ISCADOR® ist der Hauptvertreter der verschiedenen Mistelpräparate. Rudolf Steiner (1861–1925), der Begründer der Anthroposophie, hat um 1920 vor Ärzten ausführlich dargelegt, warum und wie die Mistel als Krebsheilmittel wirken kann. Dies zu einer Zeit, in der die Krebsmedizin nur aus der noch relativ groben Diagnostik und der nachfolgenden Operation bestand, einer Zeit, in der sich die Bestrahlungstherapie in ihren Anfängen eben erst entwickelte und es weder eine hormonelle noch antihormonelle Therapie noch eine medikamentöse Krebstherapie gab.

Die anthroposophische Krebstherapie und die Misteltherapie gehen auf die anthroposophisch erweiterte Medizin zurück. Rudolf Steiner hat darauf bestanden, dass sie nur von einem schulmedizinisch ausgebildeten und naturwissenschaftlich geschulten Arzt durchgeführt werden sollte. Das naturwissenschaftliche Fundament mit allen Kenntnissen der jeweiligen Zeit ist also die Voraussetzung dafür. Dieser Punkt ist heute umso wichtiger, als die neuen Therapieverfahren, die mit der Misteltherapie ergänzt werden müssen, so kompliziert sind, dass es eines ärztlichen Studiums bedarf, um abzuschätzen, mit welchen Methoden in der jeweiligen Krankheitssituation dem einzelnen Patienten am besten geholfen werden kann.

Das naturwissenschaftliche Fundament mit den Kenntnissen der jeweiligen Zeit ist also eine unabdingbare Voraussetzung für diese Medizin. Hinzu kommt aus einem erweiterten Menschheitsverständnis das Wissen um den Zusammenhang von Leib, Seele und Geist. Nur eine Therapie, die diese Trias diagnostisch und therapeutisch mit beinhaltet, wurde von Steiner als Medizin der Zukunft angesehen. Die naturwissenschaftliche Medizin, die oft genug auf der Ebene des physischen Leibes stehen bleibt, hat zwar in den vergangenen Jahren und Jahrzehnten große Erfolge errungen, es ist ihr trotzdem nicht gelungen, die Haupterkrankungen unseres Jahrhunderts in einem ausreichenden Maße zu therapieren. Immer mehr Menschen sterben heute an den Folgen der Gefäßerkrankungen, und in zehn Jahren wird das Karzinom die Todesursache Nummer eins sein. Wenn wir alle Krebsarten zusammenfassen, müssen wir davon ausgehen, dass wir nur von einer fünfzigprozentigen Heilung durch schulmedizinische Maßnahmen sprechen können. Es muss deshalb gerechtfertigt sein, weitere therapeutische Verfahren zu entwickeln, um bessere Therapieergebnisse zu erzielen.

Dass seelische und geistige Aspekte zur Entstehung von Krebserkrankungen beitragen, ist heute immer offensichtlicher. Untersuchungen zeigen, dass diese Aspekte in der Nachfolgetherapie von Krebskrankheiten zusätzliche therapeutische Maßnahmen erfordern. Es sei hier nur an die Erfolge der Visualisierungsübungen nach C.O. Simonton, das Selbstregulationstraining nach R. Grossarth-Maticek und andere Therapieverfahren der psychoonkologischen Medizin erinnert.

Das versagende Immunsystem, das es aus vielfältigen Gründen nicht mehr schafft, bösartige Zellen, die fortlaufend im menschlichen Organismus entstehen, zu entdecken und abzutöten, ist eine der Hauptursachen der zunehmenden Krebserkrankungen. ISCADOR® ist ein Medikament, das sowohl immunstimulierend als auch krebszellenhemmend wirkt, wie wir es im Nachfolgenden ausführen werden.

Allein jedoch ISCADOR® zu spritzen, ist nach unserer Erfahrung in den allermeisten Krebsfällen jedoch keine ausreichende Therapie. Wir sind der Meinung, dass eine Kombination von Operation, Bestrahlung, Chemotherapie und hormonellen oder antihormonellen Medikamenten gewählt werden muss, um für den individuellen Patient das beste Therapieergebnis bei bestmöglicher Lebensqualität zu erreichen. Eine »Schema-Therapie« ist abzulehnen und wird dem einzelnen Patienten nicht gerecht.

Die schulmedizinische Therapie muss mit einer qualifizierten Misteltherapie kombiniert werden, wie es in diesem Buch ausgeführt wird. Sie kann ergänzt werden durch andere Medikamente aus der Vielfalt der anthroposophischen Heilmittel und der Phytotherapie sowie der mineralischen Heilmittel. Dazu kommen muss auch eine seelische Betreuung des Patienten im Sinne psychoonkologischer Verfahren. Auch die künstlerischen Therapien können zum einen dazu beitragen, gezielt therapeutisch zu wirken, und zum anderen die Harmonie der Trias Leib, Seele und Geist wiederherzustellen.

Die Kombination dieser verschiedenen Elemente würden wir als eine menschenwürdige onkologische Therapie bezeichnen. Dieser anthroposophisch erweiterten Onkologie ist die Reihe »ISCADOR® und mehr« gewidmet.

Stuttgart, im Juni 2006
Dr. med. Richard Wagner

2. Anthroposophische Medizin[1] – eine Definition

Die anthroposophische Medizin ist die geisteswissenschaftliche Erweiterung der naturwissenschaftlichen Medizin. Sie stützt sich bei der Beurteilung von Gesundheit, Krankheit und Heilung auf die physischen Gesetzmäßigkeiten, die von den Naturwissenschaften erfasst werden, und berücksichtigt gleichwertig die Gesetzmäßigkeiten von Leben, Seele und Geist in ihren gegenseitigen Abhängigkeiten. Physischer Leib, Lebensorganisation, seelische Empfindungsorganisation und geistige Ich-Organisation sind gemäß der anthroposophischen Menschenkunde die vier Wesensglieder des Menschen.

Wesensglieder des Menschen

Physischer Leib	–	unbelebt, stofflich, »mineralisch«
Ätherleib (Bildekräfteleib)	–	Grundlage der Lebensorganisation, »pflanzlich«
Astralleib (Seele)	–	Grundlage der Empfindungsorganisation und des Gefühlslebens, »tierisch«
Ich-Organisation	–	Grundlage des individuell Geistigen, »menschlich«

Den mit den Sinnen direkt wahrnehmbaren physischen Leib haben Mensch, Tier und Pflanze in Bezug auf Stoffe und Gesetze mit der leblosen mineralischen Welt gemeinsam.

1 »Anthroposophische Medizin«: Gesellschaft anthroposophischer Ärzte in Deutschland, Roggenstraße 82, 70794 Filderstadt.

Der wesentliche Schritt von der Anorganik des Mineralischen zur Organik aller lebenden Organismen ist das Ergebnis der Wirksamkeit der Lebensorganisation (Ätherleib), die eine Gestaltbildung durch Stoffwechsel, Wachstum, Regeneration und Fortpflanzung möglich werden lässt.

Die Empfindungsorganisation (Astralleib) als Träger von Trieben, Instinkten und gefühlshafter Innerlichkeit, die auch Eigenbewegung möglich werden lässt, haben Mensch und Tier gemeinsam.

Des Menschen Selbstbewusstsein und Selbstbeherrschung, die Möglichkeit, sich als Individualität zu begreifen, die der Welt erkennend und verantwortlich handelnd gegenübersteht, ist in seinem geistigen Wesenskern, dem Ich, begründet. Dieses ist die eigentlich menschliche, weil geistige, Dimension, aus der heraus der Mensch Kultur schafft und lernend seine Biografie durchläuft.

Diese Vierheit bewirkt eine differenzierte funktionelle Gliederung des Menschen und die Grundgesetzlichkeit seines Wesens. Der physische Leib ist durch die natürlichen Sinnesorgane wahrnehmbar, die drei anderen Wesensglieder nicht. Sie können zunächst nur mittelbar an ihren Wirkungen im Bereich der sinnlichen Phänomene erkannt werden. Das Zusammenwirken der Wesensglieder in der menschlichen Leiblichkeit bewirkt eine morphologisch-funktionelle Dreiheit von

- Nerven-Sinnes-System mit seinem Zentrum in der Schädelhöhle, aber funktionell in den ganzen Körper hineinwirkend,
- rhythmischem System mit seinem funktionellen Zentrum in der Brusthöhle sowie dem
- Stoffwechsel-Gliedmaßen-System, das funktionell alle Stoffwechselvorgänge und willkürlichen Bewegungsabläufe zusammenfasst und sein Zentrum in den Stoffwechselorganen der Bauchhöhle und den Gliedmaßen hat.

Dieser leiblichen Dreigliederung entspricht eine seelische Dreigliederung des Menschen:

Nerven-Sinnes-System	–	Träger des Denkens
Rhythmisches System	–	Träger des Fühlens
Stoffwechsel-Gliedmaßen-System	–	Träger des Wollens

Diese dreigliedrige Ordnung wirkt sich im gesamten Organismus in Organsystemen, Organen, Geweben und Zellen sowohl morphologisch als auch funktionell aus und erfährt in jedem Lebensalter eine entsprechende Modifikation. Zwischen den beiden gegensätzlichen Polen Nerven-Sinnes-System und Stoffwechsel-Gliedmaßen-System vermittelt das rhythmische System und schafft Gesundheit im Sinne einer labilen, stets neu zu schaffenden Gleichgewichtslage, die einem harmonischen Zusammenwirken der Wesensglieder entspricht. Die Entgleisungen aus der gesunden Mittellage ergeben die vielfältigen Krankheitserscheinungen.

Diese Auffassung einer leiblich-seelischen Funktionsordnung, welche den ganzen Menschen als beseelt erkennt, ermöglicht eine umfassende Sicht auf physiologische, pathologische und therapeutische Probleme. Das Therapieziel ergibt sich aus der Aufgabe, den notwendigen Ausgleich der ungleichgewichtigen Kräftesituation wiederherzustellen.

Methoden

Die anthroposophische Medizin benützt naturwissenschaftliche und geisteswissenschaftliche Methoden. Die anthroposophischen Ärzte sind der Ansicht, dass dafür neben einer konventionellen naturwissenschaftlichen Ausbildung eine auf Goethe zurückgehende goetheanistische Methodik zur Erfassung der Lebensprozesse und darüber hinaus eine meditative Fortbildung der Erkenntnisfähigkeit notwendig sind; diese hat

Rudolf Steiner als imaginative, inspirative und intuitive Erkenntnisschritte beschrieben. Seine geisteswissenschaftlichen Forschungsergebnisse werden als Ausgangspunkt für vielfältige Studien und Forschungsaufgaben der anthroposophischen Medizin angesehen. Die Erfahrungen der Naturheilweisen, Physiotherapie, Phytotherapie, Homöopathie, Psychotherapie und künstlerischer Therapien finden gemäß dem anthroposophischen Menschenbild dabei eine rationale Begründung. Zum Krankheitsverständnis und zur Heilmittelfindung ist eine Forschung erforderlich, die sich auf die oben angegebenen Methoden stützt. Für die Überleitung von der Pathologie zur Therapie ist dabei stets die Frage zu klären, wie die Organisationssysteme und Wesensglieder bei einem kranken Menschen ineinander greifen und mit welchem Heilmittel aus den drei Naturreichen oder durch welche vom Menschen selbst ausgeübte Tätigkeit eine Heilung des Patienten erzielt werden kann. Die Kenntnis von der Wesensverwandtschaft des Menschen mit den Naturreichen einerseits und mit den von ihm selbst ausgeübten Tätigkeiten andererseits ist dafür die notwendige Grundlage.

Für das Krankheitsverständnis der anthroposophischen Medizin ist es wesentlich, dass die leiblichen Veränderungen als Ausdruck der Seele und des Geistes verstanden werden, die sich in ihren Wechselbeziehungen durch Krankheit ebenso offenbaren können wie in den gesunden Äußerungen des Lebens und der Seele. Die psychiatrischen Krankheiten werden in einer differenzierten Entsprechung der oben genannten Leib-Seele-Beziehung auch in ihrem leiblichen Zusammenhang gesehen und behandelt. Unter diesen Aspekten werden auch die therapeutischen Maßnahmen innerhalb der anthroposophischen Medizin getroffen.

Dabei sind besondere Heilverfahren entstanden, wie

a) Heilmittel nach speziellen pharmazeutischen Herstellungsverfahren, wie sie auch im Homöopathischen Gesetzbuch

(HAB) festgelegt sind, oder für die Metalltherapie die Aufschließung der Substanzen durch Pflanzen (vegetabilisierte Metalle) oder die Anwendung rhythmischer wie auch anderer Prozesse bei der Herstellung besonderer Heilpflanzenzubereitungen, deren bekanntestes Beispiel die Herstellung von Mistelpräparaten zur Therapie von Tumorerkrankungen ist.

b) Verfahren für äußere Anwendung, wie z.B. Metallsalben, rhythmische Einreibungen und Massagen oder Öldispersionsbäder.

c) Heileurythmie als eine von Rudolf Steiner begründete Bewegungstherapie sowie die künstlerischen Therapien: Plastisch-therapeutisches Gestalten, Maltherapie, Musiktherapie und Sprachgestaltung als Therapie. Sie alle beziehen den Patienten zu einer aktiven, engagiert übenden Mitwirkung in seinen Gesundungsprozess mit ein.

d) Eine auf dem anthroposophischen Menschenbild und Krankheitsverständnis begründete Psychotherapie, die sich an der geisteswissenschaftlichen Biografik und an der sich aus dem Leib zum Geistigen hin bewegenden seelischen Entwicklung orientiert.

Krankheitsverständnis und Heilmittelerkenntnis nach der anthroposophisch-medizinischen Methode sind in den Grundzügen dargestellt in dem Buch, das Rudolf Steiner in Zusammenarbeit mit der Ärztin Ita Wegman geschrieben hat: »Grundlegendes für eine Erweiterung der Heilkunst nach geisteswissenschaftlichen Erkenntnissen« (1925, 6. Auflage, Dornach 1984).

Aus dem vorher Gesagten geht hervor, dass es sich bei der anthroposophisch erweiterten Medizin nicht nur um die Misteltherapie handeln kann, sondern dass aus dem erweiterten Menschenbild und Menschenverständnis auch andere Therapieformen, wie zum Beispiel die künstlerische Therapie, hinzukommen müssen, damit von einer anthroposophisch erweiterten Tumortherapie gesprochen werden kann.

Nur durch die Behandlung des ganzen Menschen als Einheit von Leib, Seele und Geist kann eine Gesundung auch bei einem tumorkranken Patienten erfolgen.

3. Vorwort zu »Mammakarzinom – ein Leitfaden«

In der Bundesrepublik Deutschland erkranken jährlich etwa 50.000 Frauen an Brustkrebs. Jede achte bis zehnte Frau wird diese Erkrankung bekommen, sie ist die häufigste maligne Erkrankung der Frau und die häufigste Todesursache für Frauen zwischen 35 und 45. In Deutschland sterben 18.000 Frauen pro Jahr daran. Nach dem Bronchial- und dem Kolorektalkarzinom nimmt die Brustkrebs-Erkrankung hinsichtlich der Sterblichkeit an Malignomerkrankungen den dritten Platz ein.

In der Praxis erleben wir, dass immer mehr und immer jüngere Frauen an Brustkrebs erkranken. Auf der einen Seite gibt es gerade bei dieser Erkrankung eine Vielzahl von therapeutischen Möglichkeiten, von verschiedenen operativen Strategien über die Nachbestrahlung, die Chemotherapie und die antihormonelle Therapie bis zu den modernen Immuntherapien und Antikörpertherapien. Auf der anderen Seite erleben wir jedoch durch die Veränderungen des Gesundheitssystems, dass immer mehr Hektik in den Krankenhäuser herrscht, dass die Aufenthaltsdauer im Krankenhaus immer mehr beschnitten wird und auch in den Praxen durch die Veränderungen in der Kassenmedizin immer weniger Zeit bleibt, um ausführliche Gespräche mit den Patienten zu führen.

Dabei würde gerade diese Erkrankung, die sowohl durch die Operation als auch durch die Folgetherapien so vielfältige Auswirkungen auf den Körper, die Seele und das geistige Befinden der Patientin hat, einen hohen Zeitbedarf bedingen, zumal auch der Ehemann oder Partner direkt davon mit betroffen ist.

Wenn ich mich an meine Assistenzarztzeit vor 25 Jahren erinnere, lag die durchschnittliche klinische Behandlungszeit im

Krankenhaus bei etwa 18 Tagen, das heißt, es blieb nach der Operation und nach den histologischen Untersuchungsergebnissen genügend Zeit, um mit der Patientin über weitere operative Möglichkeiten, auch den Wiederaufbau der Brust zum Beispiel, oder die weiteren Therapien wie Chemotherapie oder Nachbestrahlung zu sprechen. Es blieb ebenfalls Zeit, um über seelische Auswirkungen dieser Erkrankung zu sprechen und die Nöte der Patientin wahrzunehmen. Auch die nachbetreuenden niedergelassenen Kollegen hatten damals noch deutlich mehr Zeit, in fachärztlicher oder hausärztlicher Beratung die verschiedenen Aspekte dieser Erkrankung darzulegen und die Patientin über die Notwendigkeit von weiteren Therapien aufzuklären.

Heute haben wir eine durchschnittliche Liegezeit von sieben Tagen in der Klinik, wobei der Patientin am vierten Tag der histologische Befund mitgeteilt wird und dann sofort über die weiteren therapeutischen Maßnahmen entschieden werden muss.

Jeder, der eine Krebserkrankung durchgemacht hat, weiß jedoch, dass man zunächst einmal den Boden unter den Füßen verliert. Alles, was man bislang gedacht hat, was man allein oder mit der Familie geplant hat, wird fragwürdig, und der Tod, den wir alle einmal erleiden müssen, der aber normalerweise weit in der Zukunft liegt und den wir nicht unmittelbar als Bedrohung wahrnehmen, rückt plötzlich näher. In dieser Situation ziehen viele Patientinnen Bilanz über ihr Leben, über das, was sie sich einmal von diesem Leben erträumt haben, und das, was aus diesen Träumen geworden ist. »Und dies soll jetzt alles gewesen sein«?, höre ich immer von meinen Patienten.

Hier bräuchten wir einfach Zeit, um über die anstehenden Probleme zu reden. Die Situation der Kassenärzte ist heute jedoch so, dass von politischer Seite der Versuch gemacht wird, uns zu »Fließbandheilern« zu machen, indem der Zeittakt in den Praxen immer mehr verkürzt wird.

Heilen kann man jedoch nicht am Fließband; zur Heilung gehört vielmehr ein ausführliches Gespräch, um herauszufinden, welche therapeutischen Strategien bei dieser einzelnen Patientin verfolgt werden sollen, und um Therapien festzulegen, die ihr helfen können, die Nebenwirkungen der notwendigen Maßnahmen besser zu ertragen, und ihr Wege aufzeigen, die Grundsätzliches im Leben ändern und somit zur Heilung beitragen könnten.

Viele Patientinnen, die ich in den letzten Jahren mit dieser Erkrankung betreut habe, hatten unmittelbar nach der Diagnose oder der Operation das Gefühl, dass sich etwas in ihrem Leben verändern müsse, dass es so nicht weitergehen könne. Befragt man sie aber vielleicht nach neun Monaten, das heißt nach Abschluss der Operationsphase, nachfolgender Chemotherapie oder Bestrahlung, ist der Alltag im Leben, in der Familie, am Arbeitsplatz wieder eingekehrt und all die guten Vorsätze, die man zum Zeitpunkt der Diagnose einmal gefasst hatte, sind weitgehend wieder verloren gegangen.

Hier sind regelmäßige Gespräche vonnöten, um der Patientin den Weg zur Veränderung zu weisen, da es sich durch vielfältige Untersuchungen gezeigt hat, dass eine Heilung im eigentlichen Sinne allein durch Operation, Chemotherapie, Bestrahlung und antihormonelle Therapie zwar möglich ist, aber doch ein hoher Prozentsatz an Frauen ein Rezidiv oder eine Metastasierung erleidet und daran sterben muss.

Eine zusätzliche Therapie mit einem qualifizierten Mistelpräparat, ergänzt durch weitere therapeutische Verfahren der anthroposophisch arbeitenden Medizin, bringt nachweislich, zum Beispiel während der chemotherapeutischen Behandlung, eine verbesserte Lebensqualität, aber auch eine deutlich längere Überlebenszeit, wie dies in prospektiv randomisierten Studien nachgewiesen werden kann. Und sie bringt im Vergleich mit üblichen Maßnahmen in einem erheblich höheren Prozentsatz auch die Heilung von dieser Erkrankung.

Wir brauchen heute den aufgeklärten Patienten, der für sich selbst Verantwortung übernimmt und die Entscheidungen des Arztes nicht nur entgegennimmt, sondern durch genaue Information selbst mitbestimmt, welche Therapien er für welchen möglichen Behandlungserfolg mittragen kann.

Deshalb besteht dieses Buch aus verschiedenen Teilen.

Zum einen soll dargelegt werden, welche »Erste Hilfen« möglich sind, um bei der Diagnosemitteilung oder bei Auftreten eines Rezidives oder einer Metastasierung zunächst einmal die Panik zu vermeiden und rationale Überlegungen über das weitere Vorgehen anzustellen.

Um über die Krankheit »Mammakarzinom« umfassend aufzuklären, sollen die Epidemiologie und die Risikofaktoren dieses Karzinoms wie auch die notwendigen und möglichen Vorsorgeuntersuchungen aufgezeigt werden.

Über die Biopsie bei Mammakarzinom-Verdacht kommen wir zur Morphologie und den notwendigen prätherapeutischen Untersuchungen, um uns dann den Operationsmöglichkeiten und den nachfolgenden Therapien wie Chemotherapie, Strahlentherapie, Hormontherapie, Antikörpertherapie und den Bisphosphonaten zuzuwenden.

Das Kapitel über das Mammakarzinom aus der Sicht der anthroposophischen Medizin eröffnet den Therapieteil der anthroposophisch erweiterten Onkologie. Über die Beschreibung der Mistel als Arzneipflanze kommen wir zur praktischen Misteltherapie, wie sie gleichzeitig oder nach Operation, Chemotherapie und Bestrahlung angewendet werden soll.

Ergänzt werden soll die Therapie durch die Ausführungen über die künstlerischen Therapien, über die Frage der Möglichkeit von Nachsorge-Kuren und von Zusatzmedikamenten, die zum Teil immunstimulierend, zum Teil organprotektiv oder gegen die oft hohe Anzahl von so genannten freien Radikalen wirken sollen.

Ein wichtiger Punkt ist die Veränderung der Sexualität nach der Operation und der Therapie des Mammakarzinoms. Wichtig dafür und für ein Immuntraining sind die Ausführungen über die Selbstregulation und eine mögliche psychoonkologische Behandlung oder ein psychoonkologisches Training, das selbstständig durchgeführt werden kann.

4. Dreißig Erste Hilfen bei der Erstdiagnose Mammakarzinom

Diese dreißig Erste Hilfen sollen Ihnen wirklich eine Hilfe geben, wenn Sie die Diagnose Mammakarzinom erfahren haben. Viele Patientinnen reagieren mit Hilflosigkeit, Panik und Verzweiflung, was in dieser Situation, in der man einen klaren Kopf behalten sollte, weil ja Entscheidungen für die Zukunft getroffen werden müssen, nicht hilfreich ist.

Am besten übertragen Sie diese Hinweise auf ein Notizheft und schreiben sich immer dazu, ob Sie mit diesen Punkten gearbeitet haben und was Sie bezüglich der verschiedenen Anregungen durchgeführt haben. Aus der Praxis heraus empfiehlt es sich tatsächlich, so vorzugehen, weil wir uns leider selbst immer etwas täuschen und solche Fragen überfliegen und denken: Ja, mach ich ja schon!, oder: Das hab ich ja schon gemacht! Wenn man dies aber in ein Notizheft überträgt und dann einmal die »weißen Flecken« anschaut, sieht das schon ganz anders aus.

1. *Verfallen Sie nicht in Panik!*
   Es ist ganz klar, dass man bei der Mitteilung einer solchen Diagnose den Boden unter den Füßen verliert und zunächst einfach nicht weiter weiß. Vielleicht kann der Gedanke hilfreich sein, dass schon viele Patienten vor dieser Mitteilung und diesen Fragen standen und dass auch sie einen Weg für sich gefunden haben, mit dieser Erkrankung umzugehen. Die nachfolgenden Punkte helfen Ihnen, die Panik zu vermeiden, indem sie strukturiert aufzeigen, auf was Sie achten müssen.

2. *Übernehmen Sie Verantwortung!*
Geben Sie Ihre Erkrankung nicht beim Arzt ab, überlassen Sie nicht anderen die Entscheidungen, die Ihr weiteres Leben prägen werden. Nach einer kurzen Phase der Depression und der Frage: Warum gerade ich? müssen Sie realisieren, dass alle weiteren Therapieentscheidungen massiv in Ihr Leben eingreifen werden und dass Sie selbst Verantwortung dafür übernehmen müssen.

3. *Informieren Sie sich!*
Es gibt heute vielfältige Informationsangebote, die Sie nutzen sollten. Sie finden im Adressteil dieses Buches die Angabe von Selbsthilfegruppen, des Krebsinformationsdienstes in Heidelberg sowie Hinweise auf weiterführende Literatur. Sie können sich somit umfassend über Ihre Erkrankung und die therapeutischen Möglichkeiten sowie die Auswirkungen dieser Therapien informieren. Diese Information ist wichtig, damit Sie auch zum Partner des Arztes werden und therapeutische Strategien hinterfragen können. Sie werden Ihr Ohnmachtsgefühl gegenüber dieser Erkrankung verlieren, wenn Sie informiert sind.

4. *Holen Sie eine zweite Meinung ein!*
Eine onkologische Therapie ist eine komplizierte Therapie, und es gibt unter den Onkologen ganz unterschiedliche Meinungen darüber, wie eine Krebskrankheit behandelt werden kann. Natürlich gibt es bestimmte Grundprinzipien, die jeder Onkologe einheitlich sehen wird, darüber hinaus aber bedarf es einer besonderen Erfahrung, zu entscheiden, welche therapeutischen Strategien jetzt bei der einzelnen Patientin notwendig und richtig sind. Um sicher zu sein, dass Sie gemeinsam mit Ihren Ärzten den richtigen Weg gehen, empfiehlt es sich, eine Zweitmeinung einzuholen. Ärzte, die auf Ihrer Seite stehen und den Kampf gegen

Ihre Krankheit mit Ihnen gemeinsam aufnehmen wollen, werden nicht beleidigt sein, wenn Sie eine zweite Meinung einholen, sondern Sie als kompetenten Partner schätzen. Um es offen zu sagen: Sollte Ihr Arzt beleidigt reagieren, ist er vielleicht nicht der richtige für Sie, da er für Ihre Sorgen und Nöte und Ihr Sicherheitsbedürfnis bezüglich des weiteren Vorgehens kein Verständnis hat. Sollten Sie zu diesem Arzt kein Vertrauen haben, zögern Sie nicht, den Arzt zu wechseln. Bei dieser Erkrankung ist Vertrauen unbedingt notwendig!

5. *Glauben Sie nicht jeder Statistik!*
Wenn Sie sich über Ihre Erkrankung informieren, werden Sie zwangsläufig auch auf statistische Ausführungen stoßen, die Ihnen darlegen, wie lange zum Beispiel die Überlebenszeit bei Ihrer Erkrankung in dem bei Ihnen festgestellten Stadium ist. Dies muss verarbeitet werden!
Wenn man zum Beispiel liest, dass im Stadium der eigenen Erkrankung in fünf Jahren schon 50 Prozent der Patientinnen verstorben sind, dann werden wieder unmittelbar Panik und Angst ausgelöst. Denken Sie aber daran, dass die Statistik nur Kriterien wie Tumorstadium, Rezeptorstatus, Lymphknotenbefall usw. aufnehmen kann, dass Sie als Mensch aber mit Ihrer eigenen therapeutischen Kraft und mit Ihrer guten Selbstregulation nicht in der Statistik vorkommen und dass Sie daran glauben müssen, dass Sie im oben genannten Beispiel zu den richtigen 50 Prozent gehören werden. Niemand kann statistisch abschätzen, wie sich Ihr therapeutischer Mut, Ihr Annehmen der Erkrankung und Ihre zusätzlichen therapeutischen Strategien wie Misteltherapie und anthroposophisch erweiterte Onkologie auswirken werden.
Gehen Sie davon aus, dass Sie die bestmögliche Überlebenszeit haben werden!

6. *Informieren Sie sich über die Folgen der Operation!*
Manche Patienten sind völlig überrascht, wenn sie erfahren, welche Auswirkungen die Operation haben kann. Sie sollten sich darüber informieren, ob in Ihrem Stadium eine brusterhaltende Operation möglich ist, aber auch mit Ihren Ärzten darüber sprechen, welches Risiko dies beinhaltet und ob diese Entscheidung dann weitere Therapien, zum Beispiel eine Nachbestrahlung oder eine Nachresektion, nach sich ziehen kann.

7. *Informieren Sie sich über die Folgen der Nachfolgetherapie!*
Jede therapeutische Maßnahme, wie zum Beispiel die Chemotherapie, die Nachbestrahlung oder auch die antihormonelle Therapie, hat ihre Auswirkungen auf Ihr weiteres Leben, auf Ihr Wohlbefinden, auf körperliche Symptome und auf die Sexualität. Informieren Sie sich über diese möglichen Folgen, sprechen Sie mit Ihrem Partner darüber, da auch er von diesen Auswirkungen betroffen sein kann, und besprechen Sie mit Ihrem Arzt mögliche Strategien, um die Nebenwirkungen der Therapie möglichst gering zu halten.

8. *Stehen Sie hinter Ihrer eigenen Behandlung!*
Wenn Sie sich einmal entschieden haben, eine bestimmte Therapie durchzuführen, dann nehmen Sie diese Therapie an. Stellen Sie Ihre eigene Entscheidung nicht immer wieder infrage, auch wenn Sie unter Nebenwirkungen zu leiden haben. Es ist eindeutig so, dass Patienten, die eine Therapie annehmen können und auch zum Beispiel eine Chemotherapie nicht als notwendiges Übel, sondern als therapeutisches Heilmittel akzeptieren, viel weniger unter den entsprechenden Nebenwirkungen leiden.

9. *Suchen Sie sich für alle Fragen einen Entscheidungspartner!*
Viele Patientinnen fühlen sich allein gelassen und stehen vor der großen Aufgabe, Therapieentscheidungen allein zu treffen. Suchen Sie sich hier einen Partner, der Ihre Entscheidungen mitträgt. Ob dies Ihr Ehepartner sein kann, ist fraglich. Es wäre schön, wenn es so wäre, man muss aber immer davon ausgehen, dass er unter einer Verlustangst leidet und keine objektive Entscheidungshilfe ist. Eine Hilfe könnte eine gute Freundin sein, natürlich aber auch der Arzt Ihres Vertrauens. Fragen Sie ihn, ob er sich in der eigenen Familie auch für das Vorgehen entscheiden würde, das er Ihnen empfohlen hat. Dies wäre die beste therapeutische Leitlinie, die ich mir vorstellen könnte.

10. *Schauen Sie sich Ihre Ernährung an!*
Während einer Therapie sollten Sie die Ernährung auf eine leichte Kost umstellen. Alles, was Sie als »gesunde Ernährung« gelernt haben, gilt jetzt nicht mehr. Handeln Sie nach dem Grundsatz: Was tut mir gut? Während einer Chemotherapie sind dies insbesondere fettarme, leichte Lebensmittel, die gut verträglich sind. Keinesfalls Vollkornprodukte, die eine sehr viel größere Verdauungskraft des Körpers bedingen, die während einer Chemotherapie oft nicht vorhanden ist. Sprechen Sie mit Ihrem Arzt über eine mögliche Diät während einer Chemotherapie. Machen Sie aber keine Abnahmediäten, Sie brauchen jetzt Ihre Kraft, um gegen die Krankheit zu kämpfen.

11. *Schulen Sie Ihre Wahrnehmung: Was tut mir gut?*
Wie im letzten Punkt ausgeführt, gilt dies einmal für die Ernährung, aber für jeden anderen Lebensbereich auch. Viele Menschen haben einfach verlernt, darauf zu achten, was ihnen wirklich gut tut. Sie liegen so lange in der Sonne, bis sie krebsrot sind, essen zu fett, trinken zu viel Alkohol

oder rauchen zu viel. Versuchen Sie darauf zu achten, was Ihnen wirklich gut tut, und nehmen Sie das als Leitlinie. Auch ein Pfeffersteak mit einem Glas Rotwein kann immunstimulierender sein als ein Vollkornbratling mit Mineralwasser! Es kommt auf die Situation an, wann welche Ernährung angezeigt ist.

12. *Achten Sie auf Ihren Lebensrhythmus!*
    Es gibt Ärzte, die Krebs auch als Rhythmusstörung bezeichnen. Wir alle unterliegen vermeintlich äußeren Zwängen, die den körpereigenen Rhythmus stören. Rhythmusstörungen können durch hormonelle Therapien oder zu lange Arbeitszeiten ohne entsprechende Pausen hervorgerufen werden, aber auch durch Essen außerhalb der Hauptmahlzeiten oder zu langes Fernsehen mit Inkaufnahme von zu kurzen Schlafzeiten. Rhythmusstörungen sind unglaublich häufig. Überlegen Sie, welche Störungen, die Ihrem körpereigenen Rhythmus widersprechen, Sie diesem Körper aufzwingen, und versuchen Sie dies zu ändern.

13. *Versuchen Sie, Noxen zu vermeiden!*
    Dazu gehört, möglichst nicht mehr zu rauchen bzw. das Rauchen massiv einzuschränken, da es das Immunsystem und das Reparatursystem für die Erbsubstanz zusätzlich belastet. Trinken Sie möglichst wenig Alkohol, versuchen Sie zumindest, den so genannten Routinealkohol zu meiden und nur bei besonderen Gelegenheiten Alkohol zu sich zu nehmen. Versuchen Sie weiterhin, Ihren Organismus von unnötigen Medikamenten zu entlasten. Prüfen Sie kritisch, welche Schmerzmittel oder Mittel bei Erkältungskrankheiten Sie wirklich brauchen, um Ihren Körper zu unterstützen, oder welche Medikamente Sie nur einnehmen, um zu »funktionieren«.

14. *Ernährungsumstellung*
Nach einer Therapie sollten Sie Ihre Ernährung komplett umstellen. Generell gilt, dass Sie möglichst frische Nahrungsmittel zu sich nehmen sollten, möglichst wenig aus Konserven, wenig Alkohol, wenig Fett, wenig Süßigkeiten, statt dessen mehr Ballaststoffe und natürliche, unbehandelte Lebensmittel.

15. *Brauche ich Nahrungsergänzungsmittel?*
Unter Nahrungsergänzungsmitteln versteht man unter anderem verschiedene Spurenelemente und Vitamine, die dem Organismus therapeutisch helfen sollen, das Immunsystem zu stimulieren und Stoffwechselvorgänge zu aktivieren. Generell gilt, dass hier im Durchschnitt zu viele Medikamente eingenommen werden. Sprechen Sie mit Ihrem Arzt über ein sinnvolles Programm, was die Vitamine A, C und E sowie Selen und Zink anbetrifft.

16. *Bewegen Sie sich!*
Nachgewiesen ist, dass eine moderate Bewegungstherapie immunstimulierend wirkt und Selbstheilungskräfte im Körper aktivieren kann. Viele Patienten fühlen sich unter den Folgen der Operation oder der nachfolgenden Therapie müde und schlapp und verbringen ihre Zeit im Sessel. Dies ist sicher nicht richtig, hier ist ein moderates Bewegungstraining notwendig und hilfreich. Wir empfehlen das Nordic Walking, weil es von den meisten Patienten in jedem körperlichen Status bewältigt werden kann, da sowohl die Zeit als auch die Schnelligkeit variiert werden können. Machen Sie am besten einen Kurs über Nordic Walking, um den richtigen Bewegungsablauf zu lernen und Ihre Gelenke nicht unnötig zu strapazieren.

17. *Prüfen Sie, ob die Teilnahme an einer Selbsthilfegruppe möglich ist.*
Selbsthilfegruppen sind ein Zusammenschluss von betroffenen Patientinnen, die sich regelmäßig treffen und sich dabei mithilfe kompetenter Ärzte oder Therapeuten über Therapiestrategien informieren, aber auch im persönlichen Gespräch anderen betroffenen beistehen. Prüfen Sie, ob eine solche Selbsthilfegruppe in Ihrer Stadt besteht und ob solcherart Gespräche für Sie hilfreich sind. Bedenken Sie auch, dass da eine Gemeinschaft heranwächst. Stirbt eine Patientin aus dieser Gemeinschaft, sind alle anderen sehr betroffen und haben wieder mehr Angst, die Nächste zu sein. Dies muss man aushalten können!

18. *Prüfen Sie, ob Sie eine psychoonkologische Beratung brauchen!*
Viele Patientinnen sind durch die Diagnose und die folgende Therapie so getroffen in ihrem Innersten, dass sie therapeutische Hilfe benötigen, um dieses Tief zu überwinden. Da wir heute aus der Psychoneuroimmunologie wissen, dass depressive Phasen das Immunsystem stark belasten, ist hier eine solche Hilfe unabdingbar. Sie kann durch einen Psychologen erfolgen, der eine Gesprächstherapie durchführt. Sehr hilfreich ist es, wenn er gleichzeitig in der Psychoonkologie ausgebildet ist. Zumindest sollte er Erfahrung im Umgang mit Krebspatienten haben.

19. *Führen Sie ein Entspannungstraining durch!*
Es gibt zahlreiche Bücher über ein Entspannungstraining; im Anhang finden Sie dazu einige Titel. Die Diagnose, die Therapie und die nachfolgenden Monate bringen immer wieder massive Anspannungszeiten, denen mit einem regelmäßig durchgeführten Entspannungstraining begegnet werden sollte. Viele körperliche Funktionen normalisieren

sich dabei, aber nur dann, wenn es regelmäßig durchgeführt wird.

20. *Prüfen Sie die Visualisierung nach Simonton!*
C.O. Simonton ist ein amerikanischer Psychoonkologe, der ein rationales Programm zur Therapie bei Krebserkrankungen aufgestellt hat. Kurz zusammengefasst lernt der Patient, bestimmte Bilder gegen seine Erkrankung einzusetzen, die er in seiner Seele entstehen lässt. Verbunden ist dies auch mit einem Entspannungsprogramm, das dazu beitragen kann, die notwendige Ruhe zu finden.

21. *Nehmen Sie die Erkrankung und auch die notwendige Behandlung an!*
Viele Patienten, die ich in den letzten Jahrzehnten betreuen durfte, hadern mit ihrem Schicksal und fragen: »Warum gerade ich?« Hören Sie auf, sich diese Frage zu stellen, weil wir darauf keine Antwort finden werden. Auch wenn Sie vielfältigen Belastungen ausgesetzt waren, so denken sie an andere Menschen, die ebenfalls schwere Belastungen hinter sich bringen mussten, die zwar vielleicht nicht an Krebs erkrankt waren, dafür aber an einem Herzinfarkt, einer Herzrhythmusstörung oder einem Magengeschwür oder die einen Unfall erlitten haben. Warum gerade Sie jetzt diese Krankheit durchmachen müssen, entzieht sich unserer normalen Erkenntnis. Es bringt nichts, immer darüber nachzudenken, sondern es ist besser, das Schicksal jetzt anzunehmen, auch die Folgen der Therapie, und gemeinsam mit Therapeuten und Ärzten zu überlegen, welche notwendigen Strategien gegen diese Erkrankung gefunden werden können.

22. *Machen Sie Zukunftspläne!*
Normalerweise haben wir alle Pläne. Wir planen den nächsten Urlaub, das nächste Wochenende, den bevorstehenden Hausbau oder was auch immer. Mit der Krebserkrankung fallen bei vielen Patienten alle Pläne in sich zusammen, und sie leben nur noch von Tag zu Tag oder bis zur nächsten Nachsorgeuntersuchung. Jeder Mensch braucht aber Pläne, die ja auch mit Lebensfreude und Vorfreude verbunden sind. Schmieden Sie deshalb weiter Pläne, überlegen Sie, was Sie in einem, in zwei, in fünf Jahren unternehmen wollen, und lassen Sie sich von der Krebserkrankung nicht aus der Bahn werfen. Glauben Sie daran, dass Sie diese Krankheit besiegen können und dass Ihre schönen Pläne Wirklichkeit werden!

23. *Werden Sie wieder Kind!*
Dies klingt sehr banal, hat aber einen großen Wahrheitsgehalt. Erinnern Sie sich daran, wie fröhlich, unbeschwert und leichtfüßig Sie als Kind gewesen sind. Vergegenwärtigen Sie sich den jetzigen Stand und wie ernst und beschwerlich das Leben jetzt geworden ist. Versuchen Sie, wieder etwas von der Unbefangenheit, vom Vertrauen und der Fröhlichkeit eines Kindes anzunehmen, weil es das Leben leichter macht und schwere Dinge besser ertragen lässt!

24. *Prüfen Sie Ihre Beziehungen!*
Jeder Mensch steht in einem Beziehungsgeflecht zu der eigenen engen Familie, zum Ehemann oder Lebenspartner und zu den Kindern, aber auch in einem vielfältigen Geflecht zu Verwandten, Bekannten und Freunden. Prüfen Sie, welche Beziehung Ihnen gut tut, welche Sie aber belastet. Belastende Beziehungen sollten Sie klären, und wenn dies nicht möglich ist, abbrechen.

Beachten Sie auch, dass jeder Krebspatient erlebt, wie sich Beziehungen verändern. Freunde, die man als sehr gute Freunde kennen gelernt hat, werden sich plötzlich nicht mehr melden, weil sie mit Ihrer Erkrankung nicht umgehen können, und andere Menschen, denen man vielleicht gar nicht so sehr nahe stand, werden zu Freunden und stehen Ihnen hilfreich zur Seite. Analysieren Sie dieses Beziehungsgeflecht, wie wir es zum Beispiel in dem Buch »Krebs – den Lebensfaden wiederfinden« (siehe Anhang) dargelegt haben.

25. *Überlegen Sie einmal in Ruhe, ob die Krankheit Ihnen etwas sagen kann!*
In manchen psychoonkologischen Strategien geht man davon aus, dass die Krankheit eine Botschaft hat. Nicht bei allen Patienten, die ich in den letzten Jahren behandelt habe, konnte diese Botschaft erkannt werden. Bei vielen ist die Krankheit aber durchaus Ausdruck von gestörten Lebensbedingungen, Belastungen, seelischen Traumen. Wenn uns die Krankheit sagt, dass wir hier massive Defizite haben, muss diese Botschaft entziffert und eine Antwort darauf gefunden werden. Denken Sie darüber nach!

26. *Versuchen Sie, ein Verhältnis zur Spiritualität zu gewinnen!*
Jeder Mensch hat mehr oder weniger eine spirituelle Basis, die durch Erziehung und Umfeld ganz unterschiedlich ausgeprägt ist. In einer solchen Krankheitssituation ist es für viele Patienten hilfreich, diese spirituelle Seite zu vertiefen und aufzubauen und darin einen Halt zu suchen. Haben Sie aber kein schlechtes Gewissen, wenn Sie vielleicht erst jetzt mehr Zugang zur Spiritualität finden. Eine Patientin hat mich einmal gefragt, was Gott wohl von ihr halte, wenn sie sich früher sozusagen nie um ihn geküm-

mert habe und erst jetzt zu ihm komme, da sie kurz vor dem Tode stehe. Ich habe ihr darauf geantwortet, dass Gott meiner festen Überzeugung nach kein kleiner Krämer sei, sondern auch dafür Verständnis haben würde und ein ehrliches Bemühen um Spiritualität in jeder Lebensphase annehmen werde.

27. *Lernen Sie verzeihen!*
Verzeihen ist ein Grundproblem in unserer Gesellschaft. Viele Menschen können nicht verzeihen, sondern schleppen Probleme und Verletzungen, die sie erlitten haben, lebenslang mit sich herum. Lernen Sie zu verzeihen, auf andere Menschen zuzugehen und ihnen Dinge, die diese Ihnen angetan haben, wirklich zu vergeben. Der tiefere Sinn davon liegt darin, dass ein solcher Schritt unmittelbar befreiend wirken kann und psychoneuroimmunologisch von großem Vorteil ist. Verzeihen führt auch dazu, dass wir unsere Einsamkeit verlieren, weil wir wieder auf Menschen zugehen können und so unser Beziehungsgeflecht erweitern.
Verzeihen Sie aber auch sich selbst, wenn Sie der Meinung sind, dass Verhaltensweisen, Ernährungsprobleme oder Belastungen mit zu Ihrer Erkrankung beigetragen haben. Schauen Sie nach vorwärts, niemals zurück. Nur das Schauen auf die Zukunft hat einen therapeutischen Aspekt!

28. *Lernen Sie danken!*
Auch dies ist eigentlich ein ganz banaler Gedanke. Aber viele Menschen haben das Danken vergessen. Zum Beispiel das Danken für die Partnerschaft, in der sie leben, für die Kinder, die ihnen Freude bereiten, und die sie in der Krankheit unterstützen und begleiten, Dank auch einmal dem therapeutischem Team, das sich sicher darüber freuen

würde, oder auch Dank gegenüber einem Höheren, das uns hilfreich zur Seite steht. Unsere Gesellschaft besteht vielfältig aus Ansprüchen und Forderungen nach Dingen, die uns nach irgendwelchen Gesetzen zustehen würden. Der Dank ist nicht vorgesehen, wirkt aber befreiend und bringt uns andere Menschen näher. Diese Nähe aber brauchen wir!

29. *Lernen Sie, Erschöpfung zu vermeiden!*
Auch hier gilt wieder, dass Sie darauf achten: Was tut mir gut? Natürlich ist es so, dass wir uns während der Operationszeit, der nachfolgenden Therapien und der Rehabilitation optimal schonen können. Müssen wir in den Beruf zurück, ist diese Schonung nicht immer möglich. Es müssen aber einer Anspannungsphase immer wieder »Inseln der Ruhe« folgen, damit der Organismus, ja Leib, Seele und Geist insgesamt wieder entspannen können. Versuchen Sie, sich solche Inseln der Ruhe zu schaffen, indem sie sich zum Beispiel regelmäßig eine bestimmte Zeit zur Meditation nehmen, verlängerte Wochenenden oder auch einmal einen Kurzurlaub einschieben und natürlich auch bei der Planung Ihrer Aktivitäten und Ihrer Urlaube darauf achten, dass sie zwar eine Erfrischung für Leib, Seele und Geist sein sollen, dass aber die physische, seelische und auch geistige Beanspruchung nicht dergestalt sein darf, dass ein Erholungseffekt nicht mehr erkennbar ist. Sie brauchen jetzt Ihre ganze Kraft, um gegen diese Krankheit zu kämpfen!

30. *Lernen Sie zu denken: Meine Erkrankung ist meine Erkrankung!*
Damit ist gemeint, dass Sie Ihre Erkrankung und Ihr Schicksal als ein individuelles Schicksal anschauen. Sie können sich nicht mit anderen Patienten vergleichen, und

sollten Sie eine Freundin oder eine Bekannte haben, die auch an Brustkrebs leidet und daran sterben muss, darf Sie das zwar persönlich, nicht aber in Ihrer Krankheitssituation belasten. Jeder Mensch hat ein individuelles Schicksal, einen individuellen Krankheitsverlauf und reagiert individuell auf die verschiedenen Therapien. Ich habe Patientinnen betreut, die 19 Jahre lang mit nachgewiesenen Lebermetastasen gelebt haben, habe aber auch Patientinnen mit dieser Diagnose bereits nach einem Jahr verlieren müssen. Jede Erkrankung verläuft individuell und kann nicht mit dem Krankheitsschicksal einer anderen Patientin verglichen werden!

5. Zwölf Erste Hilfen bei Rezidiv oder Metastasen

Beim Auftreten eines Lokalrezidives oder beim Auftreten von Metastasen in den verschiedenen Organen gilt zunächst natürlich einmal das Gleiche, wie im letzten Kapitel ausgeführt. Bitte lesen Sie sich diese 30 Punkte noch einmal durch, sie gelten jetzt noch genauso oder umso dringlicher. Oft ist es ja so, dass wir mit den fortschreitenden Jahren immer nachlässiger werden und therapeutische Strategien, die wir durchgeführt haben, nach der Erstdiagnose allmählich in Vergessenheit geraten sind und der Alltag wieder Raum gegriffen hat. Hier gilt es, den ursprünglichen Ansatz noch einmal neu zu ergreifen. Im Weiteren erscheint es mir notwendig, auf die folgenden zwölf Punkte zu achten:

1. *Auch jetzt: keine Panik!*
   Natürlich führt das Auftreten von Metastasen oder eines Lokalrezidives wiederum zu einer Panik, sicher noch stärker, als wir das von der Erstdiagnose schon kennen. Jetzt ist man mehrfach enttäuscht worden, zum einen von seinem eigenen Körper, der wiederum »versagt« hat, zum anderen von der gesamten schulmedizinischen Therapie wie Operation oder Nachbestrahlung, aber auch von der vielleicht durchgeführten alternativen Therapie, auch von der Therapie mit Mistelpräparaten. Enttäuscht vielleicht aber auch, dass wir die Krebserkrankung nach einiger Zeit nicht mehr so ernst genommen haben und uns schon wieder gesund wähnten. Es gilt jetzt, diese Enttäuschung zu überwinden, wiederum rational vorzugehen und im Sinne des letzten Kapitels das weitere Vorgehen zu planen.

2. *Akzeptieren Sie kein palliatives Stadium!*
Mit dem Auftreten eines Rezidives oder von Organmetastasen spricht die Schulmedizin von einer palliativen Situation. Palliativ heißt, dass die Krankheit unheilbar geworden ist. Das bedeutet aber noch nicht, dass man gleich an dieser Krankheit sterben muss, oder dass eine Heilung unmöglich geworden ist und es darum geht, die verbleibende Lebenszeit möglichst zu verlängern und den bevorstehenden Tod möglichst weit hinauszuschieben. Akzeptieren Sie diese Einstellung nicht!
Wenn Sie die Statistiken richtig lesen und sich im Bekanntenkreis umhören und Ihre behandelnden Ärzte fragen, werden Sie immer wieder feststellen, dass es Patienten gibt, die auch in einem scheinbar aussichtslosen Stadium diese Erkrankung noch überwunden haben. Auch wenn dies nur wenige sind, zeigen diese Beispiele doch, dass es möglich ist. Glauben Sie an sich selbst und dass Sie zu denjenigen gehören, die diese Krankheit überwinden können!

3. *Holen Sie eine Zweitmeinung ein!*
Umso mehr gilt es, in diesem Stadium eine Zweitmeinung darüber einzuholen, welche weitere therapeutischen Strategien jetzt zu verfolgen sind. Auch hier gilt es wieder zu bedenken, dass Onkologie kompliziert ist und dass man von verschiedenen Seiten hören sollte, welches Vorgehen jetzt am aussichtsreichsten erscheint.

4. *Akzeptieren Sie nicht, dass Sie austherapiert seien!*
Manchmal stehen scheinbar keine weiteren therapeutischen Möglichkeiten zur Verfügung. Prüfen Sie sehr genau, ob dies so stimmt. Wenn Sie selbst noch einen therapeutischen Willen haben und etwas unternehmen wollen, um Ihre Krankheit zu überwinden, suchen Sie sich Partner, mit denen Ihnen dies möglich erscheint. Achten Sie aber

auch darauf, dass Sie keinen Scharlatanen auf den Leim gehen! Die Angst vor dem weiteren Fortschreiten der Erkrankung schaltet manchmal den gesunden Menschenverstand aus und Patienten führen Therapien durch, die sie mit normalem Bewusstsein nicht machen würden oder bei denen sie zumindest auf das Preis-/Leistungsverhältnis achten würden. Oft gibt es aber noch Möglichkeiten, seien es schulmedizinische oder alternative; vergleichen Sie, holen Sie Patienten-Beispiele ein und prüfen Sie alles sorgfältig mit dem Arzt Ihres Vertrauens!

5. *Prüfen Sie experimentelle Therapien!*
   In jeder großen Klinik oder in einem onkologischen Zentrum gibt es experimentelle Therapien mit neuen Medikamenten, die außerhalb von Studien noch nicht zur Verwendung zugelassen sind. Überlegen Sie, ob Sie für eine dieser Studien infrage kommen, prüfen Sie, welche Nebenwirkungen auftreten würden und ob Sie bereit sind, diese Nebenwirkungen für ein mögliches besseres therapeutisches Abschneiden zu akzeptieren.

6. *Stellen Sie sich die Frage: Was bin ich bereit zu ertragen?*
   Bei allen neuen Therapien, die Ihnen jetzt vorgeschlagen werden, treten Nebenwirkungen auf, die oft gravierend sein können, da sie sich zu den noch bestehenden Restwirkungen der ersten Therapie addieren oder weil es sich dabei um noch stärkere Chemotherapien oder Medikamente handelt. Lassen Sie sich erklären, wie häufig das Medikament zum Erfolg führt, prüfen Sie aber auch, wie dieser Erfolg definiert wird. Bei manchen Therapien wird nur angegeben, in welcher prozentualen Häufigkeiten die Patienten darauf reagieren. Der Erfolg wird dabei jedoch oft so definiert, dass schon ein dreimonatiges Stillhalten des Tumors oder der Metastasen als Erfolg gewertet wird. Medi-

zinisch mag dies ein Erfolg sein, therapeutisch ist es für viele Patienten jedoch keiner, wenn diese wenigen Monate mit starken Nebenwirkungen ertragen werden müssen. Jeder Patient hat hier jedoch seine eigenen Vorstellungen. Ich habe Patienten erlebt, die in solchen Situationen den Weg der besseren Lebensqualität für die verbleibende Zeit gewählt haben, und andere, denen jeder weitere Monat Überlebenszeit wichtiger war als die möglichen Nebenwirkungen. Hier kann kein moralisches Urteil gefällt werden; jeder Patient muss die Therapie finden, die für ihn lebenswert erscheint.

7. *Zeit gewinnen!*
Gehen Sie immer davon aus, dass die heutige Medizin in ihrer Gesamtheit neue Medikamente gegen die Krebskrankheit findet. Die Erfahrung der letzten 20 Jahre zeigt, dass in regelmäßigen Abständen neue Therapieprinzipien gefunden werden, die wiederum ein neues therapeutisches Fenster und damit eine neue Chance eröffnen. Auch dies kann eine Motivation sein, Überlebenszeit zu gewinnen und weitere Therapien zu ertragen.

8. *Beginnen Sie mit künstlerischen Therapien!*
Viele Patienten können nach ihrer Primärdiagnose kein richtiges Verhältnis zu künstlerischen Therapien gewinnen. Man ist der Meinung, dass es sich hier um unnötige Zusatzmaßnahmen handelt, die aus den philosophischen Vorstellungen der anthroposophisch erweiterten Medizin kommen und keinen unmittelbar therapeutischen Effekt hätten. Das ist nicht richtig, diese Therapien haben einen hohen Stellenwert innerhalb der therapeutischen Maßnahmen, sind aber auch von Bedeutung für die Selbstregulation und für den Kampf gegen die Krankheit. Versuchen Sie herauszufinden, welche der künstlerischen Therapien

für Sie therapeutisch möglich und notwendig sind. Suchen Sie einen Arzt, der damit vertraut ist!

9. *Suchen Sie psychologische oder psychoonkologische Unterstützung!*
   Es ist sinnlos, zum jetzigen Zeitpunkt eine Psychotherapie zu beginnen, die nur dazu führen würde, dass noch mehr Belastungen auftreten. Jetzt ist eine Gesprächstherapie oder eine psychoonkologische Beratung notwendig, die Ihnen hilft, neue Kräfte im Kampf gegen diese Erkrankung zu gewinnen.

10. *Hören Sie nicht auf Scharlatane!*
    Manchmal wundere ich mich, wie viele Patienten auf Alternativtherapien hereinfallen, die einfach und simpel zu sein scheinen und Heilung versprechen. Bei alternativmedizinischen onkologischen Kongressen frage ich mich immer wieder, wie es kommt, dass bei all den Erfolgen, die hier angeblich erreicht werden, überhaupt noch ein Patient an dieser Erkrankung sterben muss. Es scheint so zu sein, dass der Patient nur die richtigen Therapien wählen muss, um absolut zu gesunden!
    Gehen Sie davon aus, dass die Onkologie ein schwieriger Bereich ist und dass die Sie behandelnden Ärzte nicht alle dumm sind und die notwendigen therapeutischen Strategien natürlich kennen. Prüfen Sie deshalb sehr genau, welche Alternativkonzepte zu Ihrer notwendigen schulmedizinischen Therapie passen und ob es entsprechende Erfahrungen damit gibt. Das müssen nicht Statistiken sein, sie müssen aber doch hinreichend durch Einzelfallschilderungen belegt sein, die glaubhaft erscheinen.

11. *Verstärken Sie die Misteltherapie!*
So wie die schulmedizinische Therapie bei dem einzelnen Patienten je nach Befinden immer wieder ergänzt wird oder andere Strategien versucht werden, muss gegebenenfalls auch die durchzuführende Misteltherapie verändert werden. Akzeptieren Sie nicht, dass Sie im Falle einer Verschlechterung mit dem gleichen Präparat und der gleichen Dosierung weiter therapiert werden, wie es leider sehr häufig geschieht. Wenn das bislang angewandte Mittel nicht zu einer Heilung geführt hat, muss dies geprüft werden. Vielleicht hat Ihr Körper begonnen, die Mistelinhaltsstoffe zu blockieren oder nicht mehr als therapeutischen Stimulus aufzunehmen. Sprechen Sie mit einem auf diesem Gebiet erfahrenen Arzt über die Verstärkung oder Veränderung der Therapie.

12. *Führen Sie eine konsequente Schmerztherapie durch!*
Sollten Sie Schmerzen haben, führen Sie eine konsequente Schmerztherapie durch, da diese ebenfalls immunstimulierend sein kann. Eine ungenügende Schmerztherapie führt seelisch zu einer Zermürbung des Patienten und zu einer Lähmung des therapeutischen Willens. Untersuchungen zeigen, dass eine solche Stresssituation eine deutliche Verminderung der Immunreaktionen aufweist und damit möglicherweise eine Progredienz der Krebserkrankung zur Folge hat. Scheuen Sie sich deshalb nicht, stärkere Schmerzmedikamente einzunehmen, auch wenn es morphinhaltige Präparate sein müssen. Viele Patienten glauben, dass sie Schmerzen aushalten müssten, weil es keine Schmerzmittel mehr geben würde, wenn sie solche Medikamente dann unbedingt brauchen. Diese Meinung ist absolut falsch. Es gibt heute eine Vielzahl von Medikamenten für die verschiedenen Schmerzstufen, sodass genügend therapeutischer Spielraum vorhanden ist. Sprechen Sie mit

einem in der Schmerztherapie erfahrenen Arzt über die bestehenden Möglichkeiten und achten Sie darauf, dass diese Medikamente zu Ihrer Misteltherapie passen!

6. Epidemiologie des Mammakarzinoms

Das Mammakarzinom ist eine maligne Entartung der Drüsenepithelien der Brust. Das bösartige Wachstum kann dabei von den Epithelien der Drüsengänge oder von den Läppchen ausgehen. Es ist in den westlichen Ländern die häufigste maligne Erkrankung der Frau. Männer können ebenfalls – allerdings erheblich seltener, circa 200 pro Jahr – betroffen werden. Das Erkrankungsalter liegt hier mit 60 bis 70 Jahren deutlich über dem der Frauen, durchschnittlich trifft es nur einen von 100.000 Männern.

In Deutschland erkranken jährlich etwa 50.000 Frauen daran. In Nord- und Westeuropa liegt die Erkrankungsinzidenz bei 70 bis 120 von 100.000 pro Jahr. Demnach betrifft es jede achte bis zehnte Frau im Laufe ihres Lebens. Es ist die häufigste Todesursache für Frauen zwischen dem 35. und dem 45. Lebensjahr. In Deutschland müssen jährlich ca. 18.000 daran sterben. Nach dem kolorektalen Karzinom und dem Bronchialkarzinom nimmt das Mammakarzinom bezüglich der Sterblichkeit den dritten Platz ein.

Der Krankheitsgipfel wird zwischen dem 45. und dem 75. Lebensjahr erreicht. Hier liegt die Inzidenz bei 25 bis 40 Mammakarzinomfällen auf 100.000 Frauen pro Jahr. Die Brustkrebsinzidenz nimmt in Europa deutlich weiter zu, aufgrund neuer therapeutischer Strategien kann jedoch jetzt eine Abnahme der Mortalität festgestellt werden, diese beträgt ca. 1,6 Prozent weniger pro Jahr.

Vermutlich geht die Senkung der Mortalität auf die verbesserte und frühere Diagnostik zurück, wobei allerdings insbesondere statistisch gesehen beim metastasierenden Mammakarzinom in den letzten 20 Jahren keine Verbesserung der Überlebenszeit erreicht werden konnte. Dies bedingt unmittelbar die Frage nach weiteren Zusatztherapien, zum Beispiel die ISCADOR®-Therapie, um ein weiteres Überleben der Patientinnen zu erreichen.

7. Risikofaktoren für das Mammakarzinom

Das *Alter* ist der gewichtigste Risikofaktor, an Brustkrebs zu erkranken. Mit zunehmendem Alter nimmt die Brustkrebsinzidenz dramatisch zu. Erkrankt im Alter zwischen 30 und 40 Jahren nur eine von 252 Frauen, sind dies in der Altersgruppe von 70 bis 80 Jahren deutlich mehr: Hier ist es eine von acht Frauen.

Die Dauer der *Östrogenexposition* ist ein weiterer wichtiger Risikofaktor. Je früher die Menarche einsetzt und je später die Menopause eintritt, desto höher ist das Risiko, an einem Brustkrebs zu erkranken. Hingegen scheinen Geburten (pro Geburt um 7 Prozent) und langes Stillen (4,3 Prozent pro 12 Monate) das Brustkrebsrisiko zu mindern.

Eine große Rolle spielt auch die *Ernährung*. Das zeigt sich daran, dass Mammakarzinomfälle bei Einwanderern aus Ländern mit einer geringen Mammakarzinomhäufigkeit sich innerhalb weniger Generationen der Häufigkeit des Gastlandes angleicht. Ein weiterer Risikofaktor besteht im *Fettgehalt der Nahrung*. Die erhöhte Nahrungsfettaufnahme und damit auch ein hoher Body-Mass-Index ist ein großer Risikofaktor, wahrscheinlich deshalb, weil das Übergewicht im Sinne der Fettzellen zu einer vermehrten Produktion von Östrogen führt und weil zusätzlich mit fetthaltigen Nahrungsmitteln entsprechende Karzinogene aus der Ernährung aufgenommen werden können.

Eine *genetische Prädisposition* ist ebenfalls gegeben, allerdings nur bei 5 Prozent aller Frauen. Hier ist es offensichtlich die Veränderung von Onkogenen, wie zum Beispiel des HER-2/neu oder der Tumorsupressorgene p53, BRCA-1 und BRCA-2. Hat eine Patientin eine Mutation des BRCA-1- oder

-2-Gens, hat sie ein fast 60-prozentiges Risiko für eine Mammakarzinomentwicklung innerhalb von 75 Lebensjahren. Bei über der Hälfte der Trägerinnen der mutierten BRCA-Gene wird die Krankheit aber vor dem 50. Lebensjahr manifest. Gleichzeitig besteht ein hohes Risiko für die Entwicklung eines Ovarial- oder kolorektalen oder Pankreaskarzinoms.

Es erhebt sich die Frage, ob die Bestimmung dieser Genvarianten für die Patientin von Vorteil sein kann. Hierzu herrschen unterschiedliche Meinungen. Sollte das HER-2/neu-Gen verändert sein, ergibt sich eventuell die Therapie mit Herceptin®, die wir noch genauer besprechen werden. Insofern ist diese Bestimmung sinnvoll.

Die Bestimmung der beiden Brustkrebsgene, zum Beispiel auch bei Töchtern einer befallenen Patientin, ist sehr fraglich, weil damit entsprechende Ängste gefördert werden. Es steht ja nicht fest, wann ein solches Karzinom auftreten kann. Stellt man diese Genmutation zum Beispiel im Alter von 20 Jahren fest, hat die Patientin jahrzehntelang Angst, an Brustkrebs zu erkranken. Auf der anderen Seite kann man natürlich bei diesen Risikoträgerinnen die Diagnostik entsprechend gezielter durchführen. Empfohlen wird immer noch nach der Bestimmung dieser Gene die Betreuung durch einen Psychologen, der die daraus folgende Angststörung angehen soll.

Ein weiterer Risikofaktor ist die *Strahlenexposition.* Nach den Atombombenabwürfen auf Hiroshima fanden sich in der Folge auffallend häufiger Mammakarzinome als bei der übrigen japanischen Bevölkerung. Auch Frauen, die wegen einer Lungentuberkulose mehrfach geröntgt oder wegen anderen Erkrankungen bestrahlt wurden, sind signifikant öfter betroffen.

In jüngsten Studien konnte gezeigt werden, dass auch die *hormonelle Ersatztherapie* (Östrogene und Gestagene) im Klimakterium ebenfalls mit einer signifikanten Erhöhung des Brustkrebsrisikos einhergehen.

Hier hat die Medizin in der Zwischenzeit völlig umgedacht. Wurden vor 20 Jahren die Hormone zur Behandlung von klimakterischen Beschwerden noch vehement empfohlen, zeigen jetzt neuere Studien, dass es weder weniger Herzinfarktrisiko noch weniger Demenzerscheinungen ohne diese Hormone gibt, wohl aber eben ein höheres Brustkrebsrisiko und eine höhere Sterblichkeit an Thrombosen und auch eine vermehrte Demenz.

Insofern muss heute das Risiko einer hormonellen Therapie im Klimakterium mit der Patientin genau besprochen und evaluiert werden.

Die Einnahme von *Antikonzeptiva* ist noch strittig, die Studien zeigen keine eindeutige Signifikanz. Für mich ist es jedoch eindeutig, dass bei Risikopatientinnen die Pilleneinnahme zu einem erweiterten Risiko führen könnte, was letztlich ein Mammakarzinom auslöst. Die zusätzliche Hormongabe erscheint mir hier weniger wichtig als der Eingriff von außen, der körpereigene Rhythmen verhindert und so zu einer Rhythmusstörung des Gesamtorganismus führt.

8. Prävention des Mammakarzinoms

Wir unterscheiden zwischen der primären Prävention der Brustkrebsvorbeugung und der sekundären Prävention im Sinne einer Früherkennung.

Bei der primären Prävention scheint eine gesundheitsbewusste Lebensweise mit kalorienarmem Essen, Sport und Verzicht auf Alkohol bzw. der Genuss in begrenztem Ausmaß wichtig. Ein großer Wert sollte auf die Reduktion des Übergewichtes gelegt werden, weiterhin wird heute diskutiert, ob eine vermehrte Ernährung mit bestimmten Gemüsearten wie Brokkoli und verschiedenen Kohlsorten und die Einnahme von Vitamin A, von Flavonen und von Anthozyaninen präventiv wirkt.

Der präventive Wert des Stillens ist messbar, aber marginal. Das bedeutet nicht, dass nicht gestillt werden soll, weil hier mehrere therapeutische Ebenen zwischen Mutter und Kind berührt werden. So werden beim Stillen wichtige Immunstoffe auf das Kind übertragen und auch der direkte persönliche Kontakt zwischen Mutter und Kind ist von unabschätzbarem Wert. Man kann jedoch davon ausgehen, dass bei einer Stillzeit von weniger als sechs Monaten das relative Risiko, ein Mammakarzinom zu entwickeln, bei 0,99 Prozent liegt, bei einer Stillzeit von sieben bis acht Monaten bei 0,95 Prozent.

Hormonelle Präventionskonzepte umfassen die Unterdrückung der Östrogenproduktion mit verschiedenen Medikamenten oder operativen Strategien. So wurde in Untersuchungen bei Risikopatienten die Möglichkeit der Ovarektomie, der Radiomenolyse, der medikamentösen Kastration und der Aromatasehemmer diskutiert. Weiterhin der Einsatz von sogenannten SERM-Substanzen, die selektive Östrogenrezeptormodulatoren darstellen.

Der wichtigste Hormonblocker ist das Tamoxifen. Es zeigt sich, dass durch Tamoxifen das Auftreten invasiver und nicht-invasiver Mammakarzinome signifikant reduziert werden konnte. Diese Effekte gab es aber natürlich nur bei positiven Hormonrezeptoren, es versteht sich, dass nicht-hormonsensible Tumoren darauf nicht reagierten. Der positiven Beobachtung beim Mammakarzinom standen beim Tamoxifen jedoch das höhere Endometriumskarzinom-Risiko und vaskuläre Komplikationen gegenüber.

Das Präparat Raloxifen soll sowohl antiosteoporotisch wirken als auch das Brustkrebsrisiko senken, ohne das Endometriumskarzinom oder die Anzahl kardiovaskulärer Komplikationen zu fördern. Die entsprechenden Studien sind jedoch noch nicht völlig abgeschlossen, sodass hierzu noch kein therapeutischer Hinweis erfolgen kann.

Insgesamt muss man jedoch klarlegen, dass eine solche prophylaktische Therapie, insbesondere beim Tamoxifen, nur für Hochrisikopatientinnen in Frage kommt, da in den Hormonstoffwechsel sehr tief eingegriffen wird und die entsprechenden Auswirkungen beachtet werden müssen.

Wir unterscheiden folgende Risikofaktoren:

1. familiäre Belastung
2. Alter mehr als 50 Jahre
3. Zustand nach gutartiger Brusterkrankung im Sinne einer atypischen Hypoplasie
4. Alter bei der ersten Geburt älter als 30 Jahre
5. Alter bei der Menopause älter als 55 Jahre
6. Alter bei der Menarche jünger als 12 Jahre
7. Hormonersatztherapie.

Sollte eine Patientin bei diesen Risikofaktoren in mehr als 60 Prozent beteiligt sein, muss über eine präventive Therapie gesprochen werden. Diese könnte aber auch in einer Analyse des funktionierenden oder nicht-funktionierenden Immunsystems bestehen, in einer Analyse der näheren Lebensumstände bezüglich psychoneuroimmunologischer Belastungssituationen und in der Analyse der weiteren Faktoren im Sinne einer Rhythmusstörung des Lebens, wie wir sie weiter oben ausgeführt haben. Es gibt also eine Vielzahl anderer Möglichkeiten, präventiv tätig zu sein; die medikamentöse Therapie mit Raloxifen oder Tamoxifen stellt lediglich eine therapeutische Möglichkeit mit den entsprechenden Risikofaktoren dar. Sie ist natürlich die einfachste Therapie, denn es ist sehr viel einfacher, ein Medikament einzunehmen, als sein Leben zu ändern!

9. Vorsorgeuntersuchungen

Zur Abschätzung der Dignität eines Mammabefundes aus bildgebenden Verfahren wurde ein Klassifikationssystem entwickelt: BIRADS, Breast Imaging Reporting and Data System, American College of Radiology. Nach diesem System richtet sich das weitere Vorgehen. Es umfasst folgende Risikoeinstufungen:

- BIRADS 1: unauffällig
- BIRADS 2: benigne
- BIRADS 3: unklar
- BIRADS 4: suspekt
- BIRADS 5: malignitätsverdächtig

Bei BIRADS 3, 4 und 5 müssen entsprechende Konsequenzen gezogen werden im Sinne einer Kontrolle oder einer Biopsie. Wir würden aber auch bei suspekten Befunden, die nicht eindeutig geklärt werden können und die nach drei bis sechs Monaten noch einmal kontrolliert werden sollten, bereits eine Analyse der Immunparameter durchführen, um das individuelle Krebsrisiko dieser Patientin festzustellen. Es hat keinen Sinn, so lange mit einer möglichen Therapie zu warten, bis tatsächlich auch morphologisch ein Karzinom diagnostiziert werden kann. Bei mindestens der Hälfte der Patientinnen mit einem verdächtigen Mammabefund zeigt sich bei der Analyse ein schlecht funktionierendes Immunsystem. Wir würden dann die Zeit bis zur nächsten Kontrolle nutzen, eine entsprechende Therapie durchzuführen. Wie dies erfolgt, wird im Weiteren geschildert.

Klinische Zeichen eines Mammakarzinoms

Erste Zeichen eines Mammakarzinoms sind neben derben Knoten, die tastbar sind, eine Formveränderung der Brust mit einer deutlichen Veränderung beim Vergleich der linken und rechten Mamma. Weiterhin ziehende Schmerzen – dieses Symptom ist allerdings uneindeutig, da viele Mammakarzinome keine Schmerzen verursachen. Außerdem sehr verdächtig sind eine Einziehung der Mamille sowie das Austreten von Sekret aus der Mamille. Bei einem inflammatorischen Mammakarzinom zeigt sich anfänglich das Bild einer Brustdrüsenentzündung, einer Mastitis. Bei einer Sonderform, dem Paget-Karzinom, wird das Karzinom anfänglich als Ekzem fehldiagnostiziert.

Ein Spätsymptom ist die Verlegung der Lymphgefäße mit Tumorzellen, daraus resultierendem Lymphstau und Ausbildung eines Hautödems mit dem Zeichen einer Orangenhaut.

Über das richtige Tasten

Es genügt nicht, regelmäßig zur Vorsorgeuntersuchung zu gehen, sondern das Tasten muss auch von der Patientin selbst geübt werden.

Insgesamt würden wir ein folgendes Vorsorgeschema empfehlen:

1. Mit dem 20. Lebensjahr sollte der Arzt über ein mögliches Mammakarzinom und die Brustkrebs-Risikofaktoren mit der Patientin sprechen und anhand familiärer Daten klären, ob ein Risikoprofil vorliegt.
2. Um das 30. Lebensjahr sollte die Patientin zur Selbstuntersuchung der Brust angeleitet werden. Die Patientin kennt ihre Brust am besten. Sie kann Veränderungen feststellen,

wenn sie ihre Brust alle vier Wochen untersucht, und hat noch den Vorteil, dass sie über ein doppeltes Wahrnehmungsgefühl verfügt. Der Arzt kann nur das tasten, was er mit seinen Fingern wahrnimmt, die Patientin würde einen möglichen Knoten gegen ihr Inneres drücken und hier ein Fremdkörpergefühl haben, sollte ein Tumor auftauchen. In der Regel entdecken Patientinnen ihren Krebsknoten früher als ein untersuchender Arzt. Der günstigste Zeitpunkt für die Untersuchung ist der Beginn der zweiten Zykluswoche, wobei es wichtig ist, dass die Patientin vom Arzt entsprechend angeleitet wurde. Es gibt auch ein Programm mit Kassette und DVD, das ausführlich informiert. Die Adresse befindet sich im Anhang.

3. Um das 40. Lebensjahr müssen die Brustdrüse und ihre Lymphabflussgebiete regelmäßig untersucht werden. Bei Risikopatientinnen sollte eine Mammografie in mindestens zweijährigen Abständen vorgenommen werden.
4. Ab dem 60. Lebensjahr ebenfalls regelmäßige ärztliche Untersuchung der Brustdrüse und ihrer regionären Lymphabflussgebiete sowie eine Mammografie im dreijährigen Abstand.

Bezüglich der Mammografie sei auf die weiteren Ausführungen sowohl bei der Diagnostik als auch bei der Thermoregulation verwiesen.

Mammografie

Die Mammografie ermöglicht die Früherkennung durch den Nachweis von pathologischem Mikrokalk. Studien zeigen, dass eine systematische Mammografie für Frauen jenseits des 50. Lebensjahres zu einer Reduktion der Brustkrebssterblichkeit führen kann; dies wird kontrovers diskutiert für Frauen unter 50 Jahren, hier kann noch keine Empfehlung ausgesprochen werden.

In Deutschland wird bei Frauen mit einem erhöhten Brustkrebsrisiko um das 30. Lebensjahr eine so genannte »Basismammografie« empfohlen. Da die Tumorinzidenz zwischen dem 50. und 60. Lebensjahr am höchsten ist, sollte während dieser Zeit jährlich, später dreijährig, mammografiert werden.

Wichtig ist jedoch zu wissen, dass die Treffsicherheit der Mammografie allenfalls bei 55 bis 70 Prozent liegt. Dies ist abhängig einmal von dem Vorliegen von Mikrokalk und von der treffsicheren Auswertung des Radiologen. Heute sollte es Standard sein, dass eine Mammografie von zwei unabhängigen Untersuchern vorgenommen wird. Bei einer sehr dichten Brust können Frühveränderungen übersehen werden, deshalb sollten zum Beispiel Hormonersatztherapien vier Wochen vor einer Mammografie abgesetzt werden, um eine bessere Diagnostik zu ermöglichen.

Es soll jedoch auch auf Warnhinweise aufmerksam gemacht werden. Es gibt Ausführungen, die besagen, dass mit der Mammografie der Beginn einer Metastasierung ausgelöst werden könnte. Dies beruht auf der Annahme, dass der Zusammenhalt von bösartigen Zellen nicht so stark ist wie im normalen Gewebe. Das heißt, dass bösartige Zellen bei Druck sehr rasch abschilfern und ihren Weg ins weitere Gewebe oder ins Lymphgefäßsystem suchen. Es muss also genau abgeschätzt werden, ob dieses Risiko eingegangen wird oder ob eine alternative Diagnostik mit genauem Tasten, Sonografie und Thermoregulation nicht das gleiche Ergebnis bringen kann. Wir werden bei den weiteren Untersuchungen darüber berichten.

Sonografie

Die Ultraschalluntersuchung der Brust dient insbesondere zur Abklärung von Tastbefunden oder zur Differenzialdiagnose nach unklaren Befunden der Mammografie und zur Unterscheidung zwischen festem Gewebe und Mammazysten. Mikrokalk und Tumore unter 5 mm lassen sich durch die Sonografie nicht erfassen, können also nicht als Screening-Methode dienen, sondern nur zur Differenzialdiagnose schon bestehender Befunde.

MRT (Magnetresonanz-Tomografie)

Die Magnetresonanz-Tomografie mit Gabe von Kontrastmitteln ist eine hochsensitive Methode. Allerdings ist die Spezifität dieser nachgewiesenen Areale nicht so hoch. Deshalb hat sich der Stellenwert noch nicht völlig etabliert. Die MRT dient bislang nur zur Abklärung verdächtiger Befunde, wenn mit den anderen Methoden keine genaue Diagnose gestellt werden kann.

Die MRT sollte bei prämenopausalen Patientinnen während der ersten Zyklushälfte durchgeführt werden, da in der zweiten Zyklushälfte falsche positive Ergebnisse möglich sind.

PET (Positronen-Emissions-Tomografie)

Die Positronen-Emissions-Tomografie ist ein nuklearmedizinisches Verfahren, bei dem ein radioaktiver Zucker intravenös gegeben wird und dieser sich im gesamten Körper verteilt, sowohl in der Brust als auch in den möglichen Absiedlungsorganen. Verschiedene Studien zeigen, dass mit dieser PET-Diagnostik eine Detektion von Mammakarzinomen mit einer hohen Spezifität möglich ist. Allerdings können Tumoren, die kleiner als 1 cm sind, nicht sicher dargestellt werden. Weitere Nachteile sind der hohe personelle Aufwand und die hohen Kosten, auch wird diese Diagnostik nicht von allen Krankenkassen in Deutschland bezahlt.

Die PET-Methode setzen wir insbesondere dann ein, wenn ein Tumormarker erhöht ist, ohne dass die Untersuchungen wie Tasten, Ultraschall, Mammografie, Kernspintomografie etc. ein Ergebnis liefern. Ebenso hilfreich ist die PET als Methode der Wahl für die Nachsorge bei metastasierenden Karzinomen, da sie die oben genannten Untersuchungen erspart und als alleinige Methode über den Metastasierungsstatus entscheiden kann. Wenn dies so zutrifft, sind sehr viele Strahlen eingespart, die wiederum die Reparaturfähigkeit des Systems gefährden und die Immunologie beeinträchtigen.

Da die PET-Diagnostik in den letzten Jahren immer mehr verfeinert worden ist und die Treffsicherheit sich damit erhöht hat, muss die weitere Zukunft abgewartet werden.

Thermoregulation

Die Thermoregulation nach Professor Rost ist eine Methode, die an 60 verschiedenen Punkten des Körpers und an zahlreichen Stellen der Brust die oberflächliche Körperwärme mittels eines empfindlichen Temperaturstrahlers vor und nach einem Abkühlungsreiz misst. Die oberflächlichen Hautareale stehen im Sinne der Headschen Zonen mit den Körperorganen in Verbindung und zeigen pathologische Muster, wenn ein Organ in der Tiefe erkrankt ist. Bei einem Normalbefund kühlt der Körper nach einem Kältereiz hinreichend ab, sodass die Zweitmessung nach normaler Erstmessung eine Abkühlung des betreffenden Organs, hier zum Beispiel der Brust aufweist. Bei entzündlichen Prozessen ist die Zweitmessung deutlich wärmer als die Erstmessung, bei Vorliegen von bösartigen Prozessen messen wir keinerlei Unterschiede zwischen der ersten und der zweiten Messung. Bei diesen bösartigen Prozessen ist die Regulation des Organismus also entfallen, es herrscht eine Starre im Organismus.

Wir haben in verschiedenen Untersuchungen nachgewiesen, dass die Trefferquote dieser Methode um 80 Prozent liegt und die Mammografie oder die anderen diagnostischen Verfahren gut ergänzen kann. Insbesondere die diagnostische Lücke, die nach der Mammografie besteht und immerhin bis zu 45 Prozent beträgt, lässt sich mithilfe der Thermoregulation schließen. Im Anhang finden Sie eine Adresse der Deutschen Gesellschaft für Thermoregulation, bei der Sie einen in dieser Methode ausgebildeten Arzt finden können. Wichtig dabei ist, dass dieser Arzt wirklich Erfahrung damit hat; dann kann man von einem sehr treffsicheren Verfahren sprechen.

Blutuntersuchungen

Beim Brustkrebs gibt es zwei so genannte Tumormarker, also Stoffe, die von möglichen Tumorzellen gebildet werden. Es handelt sich um den CA15-3 und den CEA, beides Substanzen, die beim CA15-3 speziell von Mammakarzinomzellen, beim CEA von Darmkrebszellen und von Brustkrebszellen gebildet werden können. Da nur 50 Prozent aller Brustkrebszellen jedoch einen oder beide dieser Marker produzieren, zeigt ein normaler Tumormarker nicht an, ob ein Mammakarzinom vorliegt oder nicht. Bei einem verdächtigen Befund sollte trotzdem vor der Operation unbedingt diese Untersuchung gemacht werden, da zu entscheiden ist, ob die entsprechende Patientin Tumormarker-positiv oder -negativ ist. Bei erhöhten Tumormarkern, bei denen der Wert nach der Operation wieder in den Normbereich sinkt, haben wir eine mindestens 95-prozentige Sicherheit, dass auch keine Metastasierung eingetreten ist. Sollte der Tumormarker jedoch trotz Vorliegen eines Karzinoms nicht erhöht gewesen sein, also die Patientin zu den »falschen« 50 Prozent gehören, ist die weitere Bestimmung des Tumormarkers nicht verlässlich. Da Tumorzellen ihr Verhalten ändern können, ist es trotzdem sinnvoll, den Tumormarker in regelmäßigen Abständen zu bestimmen. Nur muss beachtet werden, dass ein normaler Wert dann keine Aussage macht, eine eventuelle Erhöhung aber zeigt, dass Tumorzellen aktiv sind, die diesen Stoff produzieren.

10. Biopsie zur Diagnosesicherung

Zur Diagnosesicherung werden verschiedene Gewebemethoden durchgeführt:

1. Stanzbiopsie
2. Vakuumbiopsie
3. Operationspräparat
4. Feinnadelpunktion
5. Sekretzytologie

Die Stanzbiopsie ist bei jedem Malignomverdacht obligatorisch und bei den meisten Fällen ausreichend.

Die Vakuumbiopsie ist die einzige Methode, um bis zu 24 verschiedene Proben aus einem verdächtigen Gebiet entnehmen zu können.

Das Operationspräparat muss obligatorisch nach der Operation untersucht werden.

Die Feinnadelpunktion kann nur zwischen Zyste und unklarer Raumforderung unterscheiden, sie ist zur Malignomdiagnostik nicht ausreichend.

Die Sekretzytologie ist nur bei Karzinomen in den Drüsengängen des Karzinoms anwendbar, bei der Sekret aus der Brustdrüse austritt. Sie reicht als Nachweis einer bösartigen Diagnose nicht aus.

Nachteil aller bioptischen Verfahren ist die Gefahr der Tumorzellverschleppung. Dieser Punkt wird seit 30 Jahren diskutiert, eine Klärung ist bislang nicht erfolgt. Theoretisch ist es natürlich denkbar, dass die Punktion eines bösartigen Prozesses den Karzinomzellen den Weg zu Lymph- oder Blutgefäßen eröffnet. Ob jedoch bei einem Karzinom die Absiedlungen schon vor der Biopsie bestanden oder erst durch die Biopsie ausgelöst worden sind, lässt sich im Nachhinein nicht mehr klären, da es sich ja um Prozesse im ultramikroskopischen Bereich handelt.

Wir würden immer gerne vor Durchführung einer Biopsie eine Serie ISCADOR® spritzen, um das möglicherweise sehr gestörte Immunsystem zu stimulieren und dem Organismus so die Möglichkeit zu geben, mit abgesiedelten Tumorzellen umgehen zu lernen und diese entsprechend anzugreifen. Leider dauert eine solche präbioptische Behandlung 14 Tage und wird zu selten vorgenommen, da weder der behandelnde Arzt noch die Patientin, die im Ungewissen über ihre Erkrankung ist, die nötige Ruhe und Zeit dafür aufbringen. Als Arzt hat man aber doch das ungute Gefühl, ob durch diese Biopsien nicht doch Tumorzellen verschleppt werden können. Jeder von uns hat schon einmal eine Verschleppung von Tumorzellen in Stichkanälen bei Pleura- oder Aszitespunktion gesehen und ist deshalb gewarnt.

11. Morphologie des Mammakarzinoms

Die Mammakarzinome werden heute in nicht-invasive und in invasive Karzinome unterteilt. Die nicht-invasiven Karzinome werden aufgrund der verbesserten Früherkennung häufiger entdeckt.

Bei den invasiven Karzinomen unterscheiden wir die invasiv-duktalen, die von den Milchgängen ausgehen und 70 Prozent der Karzinome ausmachen. Bei den invasiv-lobulären Karzinomen handelt es sich um von den Läppchen ausgehende Tumoren, die ungefähr 10 Prozent betragen. Die nicht-invasiven Karzinome (Carcinoma in situ) sind zu 95 Prozent duktal, zu 5 Prozent lobulär. Sonderformen sind das tubuläre, das mucinöse, das ceröse und das medulläre Karzinom.

Eine Sonderform ist auch das Paget-Karzinom, das von einem Gangkarzinom der Mamille ausgeht und sich wie ein Ekzem im Bereich der Mamille äußert. Eine weitere Ausnahme bildet das inflammatorische Mammakarzinom, das entzündlich imponiert und eine spezielle Ausbreitungsart des invasiven Karzinoms ist. Durch die starke Überwärmung und Durchblutung ist die Prognose relativ infaust.

Der obere äußere Quadrant ist zu fast 60 Prozent am meisten befallen, der untere innere Quadrant am wenigsten. Deshalb ist auch beim Tasten insbesondere auf den oberen äußeren Quadranten zu achten.

Die *Lymphknotenstationen* werden in drei Bereiche (Level I bis III) unterteilt. Der Hauptlymphabstrom aus der Mamma zieht zu den regionären Lymphknoten in der Axilla. Die verschiedenen Level unterscheiden sich in ihrem Abstand von der Axilla. So haben befallene Lymphknoten im Level III (Bereich zwischen Axilla, Brustbein und Schlüsselbein) die schlechteste Prognose.

Bei Infiltration der medialen Lymphknoten, insbesondere beim Sitz des Karzinoms im inneren oberen oder inneren unteren Quadranten, besteht die Möglichkeit des Einbruchs in die parasternalen oder mediastinalen Lymphknoten und somit die Ausbildung einer Lymphangiosis carcinomatosa der Lunge oder der Pleura. Bei dem Sitz des Karzinoms in diesem inneren Bereich muss die Diagnostik auf diese eventuellen Lymphknotenstationen gerichtet sein.

Die *TNM-Klassifikation* gibt Auskunft über die Größe des Tumors, den Lymphknotenbefall und eine eventuelle Fernmetastasierung. In der folgenden Tabelle wird diese TNM-Klassifikation dargestellt. Verschiedene Kürzel beschreiben die so genannte Tumorformel. Unter T verstehen wir die Tumorgröße, unter N den Lymphknotenbefall und unter M eine mögliche Fernmetastasierung. Beruht die Einstufung auf einer Operation, werden die entsprechenden Kürzel mit einem kleinen p vor dem Kürzel versehen, was jedem Arzt zeigt, dass es sich nicht um eine klinische Einschätzung, sondern um eine postoperative histopathologische Klassifikation handelt.

T Primärtumor

TO	kein Tumor nachweisbar
Tis	Carcinoma in situ, nicht infiltrierendes Karzinom Morbus Paget der Mamille ohne nachweisbaren Tumor
T1	Tumor ≤ 2 cm in größter Ausdehnung
T1a	ohne Fixation an die Pectoralisfaszie und/oder an den Muskel
T1b	mit Fixation an die darunter liegende Pectoralisfaszie und/oder an den Muskel
T2	Tumor >2 cm bis ≤ 5 cm
T2a	ohne Fixation an die darunter liegende Pectoralisfascie und/oder an den Muskel

T2b mit Fixation an die darunter liegende Pectoralisfascie und/oder an den Muskel
T3 Tumor > 5 cm
T3a ohne Fixation an die darunter liegende Pectoralisfascie und/oder an den Muskel
T3b mit Fixation an die darunter liegende Pectoralisfascie und/oder an den Muskel
T4 Tumor jeder Größe mit Infiltration in die Brustwand oder Haut
T4a Fixierung an der Brustwand
T4b mit Infiltration oder Ulzeration der Haut (einschließlich Apfelsinenhaut) oder mit Satellitenknoten in der gleichen Brust

N Regionäre Lymphknoten

NX regionäre Lymphknoten können nicht beurteilt werden (z. B. vor klinischer Klassifikation bioptisch entfernt)
NO keine regionären Lymphknotenmetastasen
N1 Metastasen in beweglichen ipsilateralen axillären Lymphknoten
N2 Metastasen in ipsilateralen axillären Lymphknoten, untereinander oder an andere Strukturen fixiert oder in klinisch apparenten* Lymphknoten entlang der A. mammaria interna ohne gleichzeitiges Vorhandensein klinisch nachweisbarer axillärer Lymphknoten
N2a Metastasen in ipsilateralen axillären Lymphknoten, untereinander oder an Strukturen fixiert
N2b Metastasen lediglich in klinisch apparenten Lymphknoten entlang der A. mammaria interna ohne gleichzeitiges

* Definition von klinisch apparent: Nachweisbar durch klinische Untersuchung oder Bild gebende Untersuchungen (Ausnahme: Lymphszintigraphie)

Vorhandensein klinisch nachweisbarer axillärer Lymphknoten

N3 Metastasen in ipsilateralen infraklavikulären Lymphknoten oder in klinisch apparenten Lymphknoten entlang der A. mammaria interna bei gleichzeitig klinisch nachweisbaren axillären Lymphknoten oder Metastasen in ipsilateralen supraklavikulären Lymphknoten mit oder ohne Beteiligung von axillären oder mammaria interna Lymphknoten

N3a Metastasen in ipsilateralen infraklavikulären Lymphknoten und axillären Lymphknoten

N3b Metastasen in Lymphknoten entlang der A. mammaria interna und in axillären Lymphknoten

N3c Metastasen in ipsilateralen supraklavikulären Lymphknoten

M Metastasen

M0 keine Fernmetastasen nachweisbar
M1 Fernmetastasen vorhanden

Die Stadieneinteilung fußt auf der TNM-Klassifikation (nach Singletary et al. 2002) und sieht wie folgt aus:

Stadium	T	N	M
0	Tis	N0	M0
I	T1	N0	M0
IIA	T0	N1	M0
	T1	N1	M0
	T2	N0	M0
IIB	T2	NN0	M0
	T3		M0

Stadium	T	N	M
IIIA	T0	N2	M0
	T1	N2	M0
	T2	N2	M0
	T3	N1	M0
	T3	N2	M0
IIIB	T4	N0	M0
	T4	N1	M0
	T4	N2	M0
IIIC	jedes T	N3	M0
IV	jedes T	jedes T	M1

Das *Grading* ist ein Maß für die Bösartigkeit des Karzinoms und beruht auf der Tubulusausbildung, der Kernpolymorphie und der Mitoserate in den Krebszellen. Eine Beurteilung G1 bedeutet ein gut differenziertes, gering malignes Karzinom. G2 beschreibt ein mäßig differenziertes, damit auch mäßig malignes Karzinom und ein G3 bedeutet ein schlecht differenziertes, hoch malignes, aggressiv wachsendes Karzinom.

Die Bedeutung des Lymphknoten-Status ist sehr hoch, da hierdurch nachgewiesen wird, ob die Erkrankung noch auf die Brust beschränkt geblieben ist oder ob der Tumor bereits die Brustdrüse verlassen und Absiedlungen auf dem Weg in den Körper hinterlassen hat.

Das Vorliegen von Lymphknotenmetastasen wird heute als Hochrisikofaktor bezeichnet. Es müssen pro Resektionspräparat mindestens zehn Lymphknoten identifiziert werden, um eine prognostische Einstufung vornehmen zu können.

Es ist zu klären, ob der Lymphknoten befallen ist, ob im Lymphknoten nur Tumorzellen oder bereits Mikrometastasen sind, ob es sich um eine Lymphangiosis carcinomatosa, eine Überschreitung der Lymphknotenkapsel oder schon um einen

Befall auch des axillären Fettgewebes handelt. All dies würde weitere Risikofaktoren nach sich ziehen.

Es gilt jedoch auch zu wissen, dass Untersuchungen bestehen, die davon ausgehen, dass der Brustkrebs eine primär generalisierte Erkrankung ist, das heißt, dass mit dem Auftreten des Primärtumors bereits Tumorzellen im gesamten Organismus vorhanden sind. Dafür sprechen zum Beispiel die Erkenntnisse des Tumorregisters in München, bei denen der Lymphknotenbefall von null befallenen Lymphknoten bis 19 befallenen Lymphknoten und die Überlebenszeit der Patientinnen untersucht wurden. Bei 19 befallenen Lymphknoten hatten die Patientinnen die kürzeste Überlebenszeit, was augenscheinlich ist, da ja hier eine massive Ausbreitung des Karzinoms bereits stattgefunden hat. Bei den Patientinnen, bei denen kein befallener Lymphknoten nachgewiesen werden konnte, leben nach 15 Jahren aber auch 30 Prozent nicht mehr, das heißt, sie sind doch an ihrer Krebserkrankung verstorben. Sie hatten offensichtlich keine befallenen Lymphknoten, aber bereits abgesiedelte Tumorzellen im Organismus. Deshalb sollte man sich auf den Lymphknotenstatus nicht zu sehr verlassen, sondern primär davon ausgehen, dass Tumorzellen im Organismus abgesiedelt sind und dass deshalb eine systemische Therapie entweder zytostatisch, hormonell oder aber in jedem Falle mit Mistelpräparaten durchgeführt werden sollte.

Man muss sich einmal vor Augen führen, dass diese Tumorzellen, die eventuell schon abgesiedelt sind, der Immunüberwachung des Körpers genauso wenig entgehen wie die Tumorzellen, die letztlich zum Mammakarzinom geführt haben. Durch Operation, Chemotherapie und Bestrahlungsbehandlung wie auch durch antihormonelle Präparate hat der Körper trotzdem nicht gelernt, sein Immunsystem zu verbessern und Tumorzellen immunologisch zu erkennen und abzubauen. Deshalb hat bei jeder Tumorerkrankung die Misteltherapie hier ihren extremen Stellenwert.

12. Prognostische Faktoren

Die prognostischen Faktoren sollen helfen, das Tumorgeschehen richtig einzuordnen und die weitere Therapie entsprechend zu planen.

Wir unterscheiden folgende Risikofaktoren:

1. die Tumorverdopplungszeit
2. die Proliferationsrate
3. das invasive Verhalten
4. das metastatische Potenzial
5. die primäre Tumorgröße
6. den axillären Lymphknotenstatus
7. das Grading
8. den Östrogen- und Progesteronrezeptor
9. das Alter der Patientin
10. HER2/neu-Status
11. peritumorale Gefäßinvasion.

Die *Tumorgröße* und das *Ausmaß des axillären Lymphknotenbefalls* korrelieren umgekehrt proportional mit der Überlebenszeit. Das heißt, je größer der Tumor und je mehr Lymphknoten befallen sind, desto kürzer ist die Überlebenszeit. Das gilt auch für die Ausdehnung der Erkrankung in die einzelnen Lymphknotenlevel, wie wir sie oben beschrieben haben. Das heißt, je mehr Lymphknotenlevel befallen sind, desto kürzer ist die Überlebenszeit.

Als Anhaltspunkt soll dienen, dass bei einer Größe unter 0,5 cm Überlebenszeiten von über 95 Prozent erzielt werden können, bei einer Tumorgröße von 4 cm erleben nur noch 70 Prozent der Patientinnen fünf Jahre. Bei den befallenen Lymphknoten gehen wir von einer 10-Jahres-Überlebensrate von 77

Prozent bei null befallenen Lymphknoten aus, dies reduziert sich auf 16 Prozent bei 15 befallenen Lymphknoten.

Auch das *Tumorgrading* hat mit der Überlebenszeit zu tun. Ein Tumorgrading von 1 zeigt eine Überlebensrate von 80 Prozent für zehn Jahre, bei einem Tumorgrading 3 überleben nur 45 Prozent der Patientinnen diese Zeit.

Rezeptorstatus: Als positiver Hormonrezeptorstatus wird das Vorhandensein von Östrogen- und Progesteronrezeptoren bezeichnet. Die Bestimmung ist wichtig für die Therapieplanung. Hormonrezeptorpositive Patientinnen überleben deutlich länger als hormonrezeptornegative Patientinnen.

Alter: Je jünger die Patientin ist, desto aggressiver ist im Durchschnitt der Tumor. Insbesondere unter 35 werden sehr aggressive Tumoren beschrieben.

HER2/neu-Status: Das HER2/neu ist ein Onkoprotein, das bei 20 bis 30 Prozent aller invasiven Mammakarzinome überexprimiert wird. Eine HER2/neu-Überexpression ist mit folgenden Prognoseparametern verbunden:

1. fortgeschrittenes Tumorstadium
2. meist fehlende Expression von Hormonrezeptoren
3. erhöhte Zahl befallener axillärer Lymphknoten
4. schlechtes Immunsystem.

Insgesamt bedeutet also der positive HER2/neu-Status ein deutliches Risiko im Sinne eines aggressiveren Tumors, allerdings steht zur Therapie ein Medikament, das Herceptin®, zur Verfügung.

Gefäßinvasion: Invasionen des Tumors in der Umgebung der Blut- oder Lymphgefäße gehen mit einem höheren Risiko einher. Dies ist einsichtig, da ja bereits Absiedlungen der Tumorzellen im Gesamtkörper wahrscheinlich sind.

Weitere Risikofaktoren sind so genannte *Proteolysefaktoren*. Darunter verstehen wir die tumorassoziierten Proteolysefaktoren uPA3 und PAI-1. Diese Faktoren haben ihr Potenzial in der Signalübertragung von Tumorzellen; sie fördern deren Invasion und Metastasierungsfähigkeit.

Tumorzellen im Knochenmark: In Studien wird untersucht, ob Tumorzellen im Knochenmark als unabhängiger Prognosefaktor gewertet werden können. Dies kann noch nicht entschieden werden. Es scheint sich jedoch zu zeigen, dass Tumorzellen im Knochenmark nach einer adjuvanten Chemotherapie auf ein Therapieversagen hindeuten könnten.

13. Prätherapeutische Untersuchungen

Folgende Untersuchungen sind notwendig vor Festlegung der therapeutischen Strategien, weil sie wichtige Hinweise geben für die Ausbreitung der Erkrankung oder für die therapeutische Belastbarkeit der Patientin.

1. Röntgen-Thorax mit dem Ausschluss oder der Bestätigung einer pulmonalen Metastasierung und der Feststellung der Herzgröße sowie eines Ausschlusses einer kardiopulmonalen Stauung und damit einer Belastbarkeit für Chemotherapie
2. Abdomen-Sonografie zum Ausschluss hepatischer Metastasen und von Aszites
3. eine Skelettszintigrafie zum Ausschluss ossärer Metastasen
4. ein EKG zur Beurteilung der Operationsfähigkeit
5. eine Echokardiografie vor Anwendung einer Chemotherapie
6. die folgenden Laborwerte: Blutbild, Leberwerte, LDH, Tumormarker CEA und CA15-3, Gerinnungswerte zur Beurteilung der OP-Fähigkeit.

14. Operation

Das operative Vorgehen ist unterschiedlich bei den *nicht-invasiven* und den *invasiven* Karzinomen.

Beim *nicht-invasiven* Karzinom unterscheiden wir das duktale Carcinoma in situ (DCIS) und das lobuläre Carcinoma in situ (LCIS).

Beim DCIS wird die Verdachtsdiagnose mammografisch aufgrund von Mikroverkalkungen gestellt. Die Größe des DCIS entscheidet über die durchzuführende Operation. Bei einem DCIS von kleiner als 2,5 cm kann eine brusterhaltende Operation durchgeführt werden, ist dieses Karzinom größer als 2,5 cm, aber noch kleiner als 4,5 cm, kann ebenfalls brusterhaltend operiert werden, wenn die Resektionsränder frei sind. Es wird mindestens ein DCIS-freier Rand von 1 cm erwartet. Weiterhin sollte keine Multizentrizität vorhanden sein. Ist das DCIS größer als 4,5 cm, muss eine Ablatio, das heißt eine Entfernung der Brust, vorgenommen werden.

Bei einem tumorfreien Rand von mehr als 1 cm muss keine Strahlentherapie erfolgen, dagegen scheint eine Hormonbehandlung im Falle einer hormonrezeptorpositiven Untersuchung angeraten.

Zu beachten ist, dass es eine hohe Rate an intramammären Rezidiven gibt, die nach fünf Jahren bis 20 Prozent betragen.

Beim lobulären Carcinoma in situ gilt die lokale Tumorexzision als alleinige Therapie. Der mindestens 1 cm tumorfreie Exzisionsrand spielt nicht die gleiche Rolle wie beim DCIS. Es ist jedoch zu beachten, dass Langzeitstudien auch hier ein hohes Risiko von 20 Prozent sowohl für die gleichseitige als auch für die andere Brust ergeben.

Bei der Therapie des *invasiven Karzinoms im Stadium I bis III* gibt es verschiedene Vorgehensweisen. Wir können heute davon ausgehen, dass 80 bis 90 Prozent aller Patientinnen in einem operablen Stadium sind, nur 5 bis 10 Prozent sind primär schon metastasiert oder weit fortgeschritten.

Wir unterscheiden drei Vorgehensweisen:

1. brusterhaltende Therapie mit Axilladissektion und Nachbestrahlung
2. eine modifizierte radikale Mastektomie
3. eine modifizierte radikale Mastektomie mit simultanem oder sekundärem Wiederaufbau.

Heute kann im Stadium I und II bei 60 Prozent der Patientinnen eine brusterhaltende Operation durchgeführt werden. Dafür muss jedoch die Brust nachbestrahlt werden, insbesondere, wenn der Tumor über 2 cm groß ist. Prinzipiell sollte der Tumor weit im Gesunden entfernt werden, ein normaler Geweberand von 1 cm wird gefordert.

Kontraindikationen für eine brusterhaltende Therapie wären auch trotz Nachresektion ungenügende Tumorentfernung, ein multizentrisches oder multifokales Karzinom, eine diffuse Mikroverkalkung, ein inflammatorisches Karzinom, eine ausgedehnte Lymphangiosis carcinomatosa oder ein ausgedehntes intraduktales Karzinom. Zusätzlich verbietet sich diese Therapieform bei Tumoreinbruch in Blutgefäße.

Die *modifizierte radikale Mastektomie* ist die Standardoperation, wenn eine brusterhaltende Therapie nicht möglich ist. Dabei wird die gesamte Brustdrüse einschließlich der oberflächlichen Schichten der Pektoralisfaszie zusammen mit den Lymphknoten der Axilla entfernt. Infiltriert der Tumor die Pektoralisfaszie, muss der Muskel teilweise mit entfernt werden. Nach einer modifizierten radikalen Mastektomie ist eine sofortige oder spätere Brustrekonstruktion möglich.

Sinn der Maßnahme ist, der Patientin das Trauma der Zerstörung der weiblichen Brust zu ersparen und den Verlust an »Weiblichkeit« zu mindern. Ob dies mit den genannten Maßnahmen möglich ist, muss einer einzelnen Analyse und einem ausführlichen Gespräch vorbehalten bleiben. Es gibt heute sehr gute Operationsverfahren, die den natürlichen Zustand der Brust nachahmen, nicht immer sind aber die therapeutischen Ergebnisse optimal. Eine solche Operation sollte nur in einem Zentrum, das mit diesen Wiederaufbautechniken vertraut ist, vorgenommen werden. Ich habe verschiedentlich kosmetische Ergebnisse gesehen, die unerträglich waren und wo ich der festen Meinung war, dass eine gute Mastektomienarbe schöner anzusehen ist als der missglückte Wiederaufbau. Auch bei der Einlage einer Silikonprothese muss daran gedacht werden, dass man auf dieser Seite damit einen jugendlichen Busen schafft, der seine Jugendlichkeit behält, während die andere Brust dem normalen Alterungsprozess unterliegt. Mit fortschreitendem Lebensalter zeigt sich dann ein ungünstiges kosmetisches Ergebnis.

Die Sofortrekonstruktion mit einem Expander und Einlage einer Silikonprothese ist aufwendig, aber heute durchaus möglich. Durch die Verbesserung der verwendeten Materialien kann heute auch ausgeschlossen werden, dass es einen Zusammenhang zwischen Autoimmunprozessen und der Implantation von Silikongel-Implantaten gibt. Dies war früher noch wahrscheinlich, da die Membran, die das Silikongel umschloss, im Laufe der Jahre für Silikon durchlässig wurde und das ausgetretene Silikon Autoimmunprozesse im Körper hervorrufen konnte. In einer jetzt seit 14 Jahren laufenden Studie konnte ein solcher Zusammenhang nicht mehr nachgewiesen werden. Selbst bei defekten Implantaten ist eine diffuse Ausbreitung von Silikon im Organismus nicht möglich.

Lässt sich eine Sofortrekonstruktion mit einer Silikonprothese nicht vornehmen, weil die Haut zu dünn ist oder zu stark gespannt werden müsste, besteht die Indikation zu einem Hautmuskellappen. Auch für diese Operation sollte eine gute Klinik gewählt werden, die diesen Eingriff häufig durchführt.

Für die sekundäre Wiederaufbauplastik wird ein Zeitraum von mindestens sechs Monaten empfohlen, da hier keine Wundheilungsstörungen mehr durch die durchgeführte Chemotherapie zu befürchten sind.

Wir würden eher dazu raten, einen Zeitraum von zwei Jahren zwischen Operation und sekundärem Wiederaufbau verstreichen zu lassen, da zunächst einmal auch das Trauma der Operation abgeschlossen sein muss und die Patientin dann erst in Ruhe entscheiden kann, ob sie mit ihrer veränderten Weiblichkeit leben kann oder ob ein Wiederaufbau unbedingt notwendig ist. Viele Frauen entscheiden sich nach einer zweijährigen Überlegungszeit gegen einen Wiederaufbau, weil sie mit ihrer kosmetischen Situation gut zurechtkommen. Es gilt auch eine alte Chirurgenregel zu bedenken, dass man in einem ehemaligen Tumorgebiet nicht ein zweites Mal operieren sollte, da man eventuell schlafende Tumorzellen wieder reaktiviert.

Ist aber das Lebens- und Körpergefühl massiv gestört, sollte der Wiederaufbau diskutiert werden und die Patientin zu Zweitmeinungen in verschiedene Zentren geschickt werden. Es ist auch hilfreich, unter Patientinnen die Telefonnummern auszutauschen, um sich gegenseitig zu beraten oder auch bei gegenseitigem Vertrauen das entsprechende kosmetische Ergebnis zu zeigen. Wir haben eine solche Vorgehensweise in unserer Praxis initiiert und damit sehr gute Ergebnisse erzielt, manchmal mit überraschendem Ausgang. Einige Patientinnen haben sich nach Ansehen des kosmetischen Ergebnisses gegen einen Wiederaufbau entschieden, andere waren begeistert und haben einer solchen Operation sofort zugestimmt.

Bei allen operativen Verfahren muss eine *Axilladissektion* durchgeführt werden. Das sollte im Level I und II, besser auch im Level III geschehen. Mindestens zehn Lymphknoten müssen entnommen werden.

Einige Kliniken wenden heute die *Sentinel-Technik* an, bei der der erste Lymphknoten, der vom Brusttumor drainiert wird, der so genannte »Wächterlymphknoten«, markiert und untersucht wird. Diese Technik verlangt eine hohe Fertigkeit von Operateur und Pathologen und ist spezialisierten Kliniken vorbehalten.

15. Chemotherapie

Bei der Chemotherapie unterscheiden wir die präoperative systemische und die postoperative Chemotherapie. Das Gleiche wird dann für die antihormonelle Therapie gelten.

Das Ziel der präoperativen Therapie besteht in der Reduktion der lokalen Tumormasse in der Brust und der Axilla zur Verbesserung der operativen Möglichkeiten. Begonnen wurde mit dieser Maßnahme vor mehr als 25 Jahren beim inflammatorischen Mammakarzinom, dessen überaus rasche Ausbreitung der Tumorzellen in den Lymphgefäßen des Mammagewebes und der Haut den alleinigen Einsatz von Chirurgie und Strahlentherapie zum Misserfolg verurteilte. Durch die präoperative Chemotherapie konnte die Prognose verbessert werden.

Das Gleiche gilt für lokal sehr weit fortgeschrittene Karzinome, die eine schlechte 5-Jahres-Überlebensrate aufweisen, durch eine Vorbehandlung aber in ein besseres Tumorstadium kommen können.

Bei operablen Mammakarzinomen wird heute auch überlegt, ob eine präoperative Chemotherapie die Prognose vielleicht verbessern könnte.

Sehr interessant sind Untersuchungen, die bei Tieren durchgeführt wurden und die zeigen, dass nach Entfernung des Primärtumors die Metastasen eine verbesserte Gefäßversorgung und einen deutlichen Proliferationsschub erfahren. Durch die Entfernung des Primärtumors fällt die Ausschüttung von Angiostatin aus, das die Gefäßversorgung von Metastasen im Organismus unterdrückt. Innerhalb von 24 Stunden nach operativer Entfernung des Primärtumors steigt der Markierungsindex der Tumorzellen signifikant an, die Tumorverdopplungszeit verkürzt sich und es kommt zu einer Größenzunahme der

Metastasen. Theoretisch lässt sich durch eine präoperative Chemotherapie dieser Schub unterdrücken.

Diese tierexperimentellen Beobachtungen unterstützen unsere Ansicht, dass bereits präoperativ mit einer Misteltherapie begonnen werden sollte, weil ja doch offensichtlich postoperative Veränderungen zu einem richtigen Schub von eventuell im Körper ausgestreuten Tumorzellen führen. Deshalb raten wir zu einer 14-tägigen Mistelbehandlung vor Biopsie oder vor Operation.

Die präoperative Chemotherapie wirft aber auch ein bezeichnendes Licht auf die Chemotherapie insgesamt. Wenn wir nämlich das Ansprechen darauf betrachten, haben wir insgesamt eine komplette Remission bei 36 Prozent aller Patientinnen, eine partielle Remission haben 43 Prozent, einen Stillstand 17 Prozent, eine Progression 3 Prozent. Damit zeigt sich, dass die Chemotherapie nicht vollständig wirkt. Unterstrichen wird dies durch die Aussage, dass bei der präoperativen Therapie der Tumor nicht gleichmäßig kleiner wird, also nicht gleichmäßig reagiert, sondern mottenfraßartig zerfällt, sodass wir davon ausgehen müssen, dass resistente Zellen übrig bleiben, die nicht mit der Chemotherapie angegangen werden können.

Dies wird verstärkt durch die Beobachtung, dass trotz durchgeführter Chemotherapie ungefähr die Hälfte aller Patientinnen ein Rezidiv oder eine Metastasierung erleidet.

Das Gleiche gilt im Übrigen für die präoperative Hormontherapie, die auch hier Ansprechraten um etwa 40 Prozent zeigt, also auch nicht zu 100 Prozent wirksam ist.

Postoperative Chemotherapie

Hier sprechen wir von der adjuvanten Therapie des Mammakarzinoms. Wir müssen heute feststellen, dass trotz Operation und Strahlentherapie bei mehr als einem Drittel aller Patientinnen ein Rückfall eintreten wird. Wir brauchen deshalb andere therapeutische Konzepte, um dieses Risiko zu minimalisieren.

Hierzu werden heute in der Schulmedizin zytostatische und antihormonelle Mittel eingesetzt, weiterhin die Gabe von Bisphosphonaten, von Antikörpern gegen Tumorzellen und weitere Maßnahmen, die zum Beispiel die Tumorangioneogenese unterdrücken sollen.

Bezüglich der adjuvanten Chemotherapie gibt es heute eine Vielzahl von Schemata, die in den letzten Jahrzehnten in unterschiedlichen Studien dargelegt wurden. Insgesamt geht daraus hervor, dass die Chemotherapie das Risiko für eine Metastasierung oder ein Karzinom bei allen Patienten um 10 Prozent vermindert. Dies ist ein erschreckend schlechtes Ergebnis, das aber nicht dafür spricht, nun überhaupt keine Chemotherapie mehr durchzuführen, sondern im Gegenteil genau zu analysieren, welche Patientin sie nun tatsächlich braucht.

Vergleicht man die vorliegenden Studien, hat das älteste Behandlungsschema von Bonadonna mit der CMF-Studie bis jetzt die beste Überlebenswahrscheinlichkeit gezeigt. Durch die CMF-Therapie wurde der Zeitraum bis zum Wiederauftreten der Erkrankung von 40 auf 83 Monate und für die Überlebenszeit von 104 auf 137 Monate verlängert. Wichtig dabei ist die Einhaltung einer protokollgerechten Dosierung. Wurden weniger als 85 Prozent der vorgeschriebenen Dosierung eingesetzt, lagen die rückfallfreien und Gesamt-Überlebenskurven im Bereich der unbehandelten Patientinnen.

Wir müssen festhalten, dass ein falsches Mitleid mit der Patientin hier also tatsächlich fehl am Platz wäre. Eine Reduktion der notwendigen Chemotherapie-Dosis darf nicht erfolgen, wenn mit einem Erfolg gerechnet werden soll.

Das CMF-Protokoll umfasst die Zytostatika Cyclophosphamid, Methotrexat und 5-Fluoruracil.

Heute wird häufig anstatt der CMF-Behandlung eine Therapie mit *Anthrazyklinen* durchgeführt. Fasst man die Daten aller randomisierten Studien zu Anthrazyklin-Kombinationen zusammen und vergleicht sie mit dem CMF-Schema, so findet sich eine leichte Überlegenheit der Anthrazykline. Als Therapieschemata werden hier FEC oder FAC gegeben.

In der heutigen Zeit bekommen die *Taxane* einen höheren Stellenwert, weil sie zu den wirksamsten Substanzen für die Therapie des metastasierten Mammakarzinoms zählen. In der adjuvanten Situation ist die Datenlage jedoch noch unzureichend. Es gibt dennoch erste Hinweise, dass die Gabe von Taxanen nach Durchführung einer anthrazyklinhaltigen Kombinationstherapie das Gesamtüberleben verbessert.

Die adjuvante *Hochdosis-Chemotherapie* ist immer noch unklar, obwohl seit Jahren Studien darüber produziert werden. Acht randomisierte Studien liegen heute vor, in denen die verschiedenen Hochdosis-Therapien mit konventionellen Behandlungsansätzen verglichen worden sind. In keiner dieser acht Studien konnte jedoch bislang ein signifikanter Überlebensvorteil für Patientinnen aus der Hochdosisgruppe nachgewiesen werden. Deshalb sollte in Anbetracht der hohen Morbidität und Mortalität diese Therapie in qualifizierten Studien weiter untersucht werden.

Bezüglich des Beginns der adjuvanten Chemotherapie kann gesagt werden, dass damit vier bis sechs Wochen nach durchgeführter Operation angefangen werden sollte; die besten Ergebnisse werden erzielt, wenn dies in den ersten drei postoperativen Wochen geschieht.

Ich darf an das weiter oben Ausgeführte erinnern, dass sich bei Labortieren nach Entfernung des Primärtumors eine massive Progredienz einer okkulten Metastasierung zeigte. Deshalb sollte mit dem Beginn der Chemotherapie nicht gezögert werden, auch wenn wir der Patientin nach dem diagnostischen Schock und der Operation damit eine weitere negative Situation mit erheblichen Nebenwirkungen zumuten. Der therapeutische Vorteil scheint so signifikant zu sein, dass dies in Kauf genommen und dabei versucht werden muss, die negativen Auswirkungen der Chemotherapie mit entsprechenden Medikamenten, auch der gleichzeitig durchgeführten Misteltherapie, anzugehen.

16. Strahlentherapie

Postoperative Strahlentherapie: Nach vorliegenden Studien wird durch die Strahlentherapie die Häufigkeit von Lokalrezidiven um 60 Prozent gesenkt, wobei über die Gesamtüberlebenszeit keine Aussagen gemacht werden können.

Insbesondere bestrahlt werden sollten folgende Tumore:

1. T3/T4-Tumore
2. T2-Tumore mit einem Durchmesser über 3 cm
3. bei Befall von vier oder mehr Lymphknoten
4. Befall der Pektoralisfaszie
5. Sicherheitsabstand unter 5 mm.

Die Bestrahlung der Axilla wird dann durchgeführt, wenn eine ausgedehnte Lymphknotenmetastasierung, ein kapselüberschreitendes Wachstum oder eine Lymphangiosis carcinomatosa im Fettgewebe vorliegt. Es ist zu unterscheiden zwischen einem höheren Risiko für ein Lymphödem und der Chance des weiteren Überlebens.

17. Hormontherapie

Der Stellenwert der adjuvanten Hormontherapie wurde in zahlreichen Studien untersucht. Grundvoraussetzung ist, dass die Ausbildung von Hormonrezeptoren auf den Tumorzellen vorliegt. Bei negativen Hormonrezeptoren ist eine Therapie mit den entsprechenden Präparaten sinnlos und nicht indiziert.

Beim Vorliegen positiver Hormonrezeptoren zeigt sich mit Tamoxifen eine deutliche Rückfall- und Mortalitätsminderung.

Nach einem Jahr haben wir 21 Prozent weniger Rezidive und 14 Prozent weniger Todesfälle, nach zwei Jahren erhöhen sich diese Zahlen auf 28 bzw. 18. Nach einer fünfjährigen Tamoxifen-Therapie lassen sich eine 50-prozentige Rückfallminderung und eine 28-prozentige Todesfallminderung erzielen.

Damit kann die Gesamtmortalität entscheidend gesenkt werden.

Die individuell notwendige Dauer einer Tamoxifen-Therapie ist letztlich nicht geklärt. Nachgewiesen scheint, dass das Tamoxifen mindestens drei Jahre wirkt, über fünf Jahre hinaus kann aber derzeit keine ausreichende Wirksamkeit nachgewiesen werden.

Unter einer fünfjährigen Tamoxifen-Gabe steigt das Risiko, an einem Endometriumkarzinom zu erkranken, um 0,1 Prozent. Dieses Karzinom ist jedoch der gynäkologischen Untersuchung zugänglich und kann therapeutisch frühzeitig angegangen werden.

Als weitere Nebenwirkung gibt es die Induktion thromboembolischer Ereignisse, die bei Risikopatientinnen beachtet werden müssen und eventuell mit entsprechenden Präparaten behandelt beziehungsweise damit verhindert werden.

Bei prämenopausalen Frauen muss zusätzlich zu Tamoxifen die Ovarialfunktion über die Steuerung der hypothalamisch-hypophysäre Achse ausgeschaltet werden. Dies geschieht radiotherapeutisch, chirurgisch oder medikamentös durch die so genannten GnRH-Analoga.

Wir empfehlen bei unseren Patientinnen heute die Therapie mit den letztgenannten Substanzen, um nicht eine weitere Bestrahlung durch eine Radiolyse der Ovarien oder ein weiteres therapeutisches Trauma durch eine Operation im Sinne der Ovarektomie durchführen zu müssen.

Eine Diskussion besteht heute darüber, ob Tamoxifen primär gegeben werden sollte oder ob die so genannten Aromatasehemmer schon primär eingesetzt werden sollen. Weitere Untersuchungen widmen sich dem Thema, ob nach zwei Jahren Tamoxifen-Therapie ein Wechsel auf diese Aromatasehemmer vorgenommen werden sollte.

In Studien zeigt sich bei Risikopatientinnen ein leichter Vorteil der Aromatasehemmer-Therapie in der adjuvanten Situation. Ein weiterer Vorteil ergibt sich beim Wechsel nach zwei Jahren Tamoxifen auf einen Aromatasehemmer, der dann über fünf Jahre gegeben wird.

Zu bedenken ist, dass wir hiermit die antihormonelle Therapie bei unseren Patientinnen auf sieben Jahre verlängern, was nicht nur hohe Kosten produziert, sondern auch entsprechende Nebenwirkungen hat.

Die gegenwärtige Studienlage zeigt jedoch ein verbessertes Ansprechen dieses Vorgehens, sodass man diese therapeutische Option insbesondere bei Risikopatientinnen nutzen sollte.

18. Bisphosphonate

Bisphosphonate haben sich bei Patientinnen mit Knochenmetastasen als wichtige Begleitbehandlung zur Chemo- und Hormontherapie erwiesen. In Studien sind in der adjuvanten Situation diese Therapieoptionen nicht hinreichend belegt. Es gibt zwar Studien, die belegen, dass bei einer adjuvanten Gabe von Bisphosphonaten weniger Knochenmetastasen, aber auch weniger viszerale Metastasen auftreten, diese Studien wurden aber relativiert durch andere, zum Beispiel der skandinavischen Studie von Saarto, bei der sich sogar das Gegenteil zeigte und bei der in der Bisphosphonat- und in der Kontrollgruppe die gleiche Anzahl von Patienten mit ossären Metastasen vertreten waren und sogar bei den mit Bisphosphonaten behandelten Patienten mehr viszerale Metastasen aufgetreten sind.

Es ist deshalb im Augenblick nicht gerechtfertigt, prophylaktisch eine Bisphosphonat-Therapie durchzuführen.

19. Antikörpertherapie

Bis zu 30 Prozent aller Mammakarzinome zeigen eine Überexpression des Wachstumsrezeptors HER2/neu. Sein Vorkommen ist, wie weiter oben ausgeführt, mit einem aggressiven Krankheitsverlauf und einer ungünstigen Prognose vergesellschaftet.

Herceptin® ist ein monoklonaler Antikörper gegen das HER2/neu-Protein und weist eine antitumorale Aktivität auf. Es wird heute postuliert, dass im Gegensatz zu den Zytostatika die Antikörper nicht nur die proliferierende Tumorzelle, sondern auch ruhende Tumorzellen erreichen, die keine Chemotherapie aufnehmen.

In einem metastasierenden Stadium zeigen sich gute Behandlungsansätze von Herceptin®, in der adjuvanten Situation kann der Stellenwert noch nicht eindeutig geklärt werden. Es gibt jedoch Hinweise dafür, dass auch hieraus eine verbesserte Überlebenszeit resultiert.

20. Empfehlungen zur adjuvanten Therapie: St. Gallen 2005 mit Ergänzungen 2006

In St. Gallen trifft sich seit Jahren eine internationale Konsensuskonferenz, die aufgrund vorliegender Erfahrungen und vorliegender Studien Empfehlungen für die Therapie ausarbeitet. Danach werden die Patientinnen in drei Risikogruppen eingeteilt und einer entsprechenden Behandlung zugeführt. Zusammenfassend kann man feststellen, dass folgende Therapieempfehlungen ausgesprochen werden:

1. Keine weitere Therapie außer der Operation benötigen Patientinnen, die älter als 35 Jahre sind, keinen befallenen axillären Lymphknoten haben, keine Gefäßinvasion zeigen, deren Tumor kleiner als 2 cm und HER2/neu-negativ ist und einen positiven Hormonrezeptor aufweist.
2. Adjuvante Chemotherapien sind insbesondere bei Patientinnen unter 50 Jahren gut wirksam. Es ist jedoch festzuhalten, dass der absolute Überlebensgewinn nach 15 Jahren bei nodal negativen Patientinnen 5 Prozent, bei nodal positiven Patientinnen circa 12 Prozent beträgt. Es muss deshalb mit den Patientinnen besprochen werden, ob sie bereit sind, für diesen Überlebensgewinn die entsprechende Therapie durchzuführen.
3. Bei Patientinnen über 50 Jahre beträgt der Zugewinn bei negativem Lymphknotenbefall 4 Prozent, bei Lymphknoteninfiltration nur 1,5 Prozent. Es ist deshalb die Frage, ob hier eine Chemotherapie gemacht werden soll.
4. Alle Chemotherapien sollten von erfahrenen Ärzten vorgenommen werden, die sich an die entsprechenden Dosierschemata halten.

5. Bei Patientinnen mit hormonnegativen Tumoren ist die Chemotherapie die Behandlung der Wahl.
6. Sind die Hormonrezeptoren positiv, sollte immer eine Hormontherapie durchgeführt werden, die dann durch eine Chemotherapie, je nach Risikofaktoren, ergänzt werden kann.
7. Bei Patientinnen mit hormonsensiblen Rezeptoren kann eine alleinige Hormontherapie die gleichen Ergebnisse bringen wie eine Chemotherapie.
8. Junge Patientinnen unter 35 Jahren mit hormonsensiblen Tumoren sollten immer eine Kombination von Hormon- und Chemotherapie erhalten.
9. Bei prämenopausalen Patientinnen mit hormonsensitiven Tumoren ist das Auftreten einer Amenorrhoe ein günstiges Zeichen.
10. Bei älteren Patientinnen über 50 Jahre sollte bei einem positiven Hormonrezeptorstatus ebenfalls eine Hormontherapie durchgeführt werden. Nach heutigen Gesichtspunkten scheinen die Aromatasehemmer sowohl bezüglich der Verträglichkeit als auch bezüglich der Thromboseneigung gegenüber dem Tamoxifen den Vorzug zu erhalten.
11. Die optimale Dauer einer Tamoxifen-Therapie beträgt fünf Jahre.
12. Die Gabe von Bisphosphonaten und von Herceptin® in der adjuvanten Situation muss weiter kontrolliert werden.

21. Die schulmedizinische Therapie des rezidivierten und metastasierten Mammakarzinoms

Nach schulmedizinischer Ansicht ist in der Regel beim Vorliegen eines Rezidivs oder beim Auftreten von Fernmetastasen nicht mehr mit einer Heilung zu rechnen, langfristige Krankheitsverläufe sind jedoch möglich. Wir müssen aber davon ausgehen, dass nach dem Auftreten von Metastasen im Durchschnitt nur noch eine Lebenszeit von zwei Jahren verbleibt.

Es kommt darauf an, in dieser Zeit nicht nur den Versuch zu machen, die Überlebenszeit der Patientin zu verbessern, sondern auch zu beachten, dass sie diese verbleibende Zeit bei entsprechender Lebensqualität verbringt und dass ihre tumorbedingten Beschwerden reduziert werden, auch dass ihr seelisches Befinden so gut wie möglich stabilisiert wird.

Dies alles sind hohe und hehre Ziele, die jedoch nicht leicht zu erreichen sind, zumal die momentane politische Situation es uns Ärzten zusätzlich erschwert, sie zu verwirklichen. Auch wenn die entsprechenden Medikamente zur Verfügung stehen und in den Budgets berücksichtigt werden, fehlt in der Praxis und in der Klinikambulanz doch häufig die Zeit, die die Patientinnen in einer solchen Situation einfach bräuchten.

Es gibt für keinen Patienten einen so genannten Goldstandard für die Therapie, jedes weitere Vorgehen muss individuell abgeklärt werden. Wenn es sich um eine Solitärmetastase handelt, ergibt sich zunächst einmal der Versuch, diese chirurgisch anzugehen. Auch dies muss jedoch kritisch hinterfragt werden, da in häufigen Fällen eine Mikrometastasierung vorliegt und die nächste Metastase kurz nach der Tumorentfernung auftritt.

Beim Lokalrezidiv, bei Hautmetastasen oder bei Skelettmetastasen mit Schmerzsymptomatik und Statikgefährdung sowie bei Weichteilmetastasen und bei Gehirnmetastasen muss die palliative Strahlentherapie diskutiert werden

Bei einer Fernmetastasierung kommen sowohl die Hormon- als auch die Chemotherapie in Betracht, wobei generell bei einer langsamen Progression und wenigen tumorbedingten Beschwerden zunächst mit einer Hormontherapie begonnen werden sollte, wenn ein hormonpositiver Ansatz besteht. Bei einer raschen Progression oder bei ausgeprägten tumorbedingten Schmerzen sollte primär die Chemotherapie durchgeführt und nach Stabilisierung die Hormontherapie angeschlossen werden. Generell unterscheiden wir bei einem metastasierenden Karzinom den Einsatz folgender Medikamente:

1. Bisphosphonate
2. antihormonelle Therapie
3. Zytostatika
4. Immuntherapie

Bei Vorliegen von Skelettmetastasen haben die *Bisphosphonate* ihren therapeutischen Einsatz. Es kommt zu einer raschen Besserung des Knochenschmerzes und damit zu einer Reduktion der Immobilisation und zur Verminderung von pathologischen Frakturen. Beschrieben sind auch Blockaden der Tumorzellen im Skelettsystem im Sinne der Verzögerung des Fortschreitens metastatischer Veränderungen. Des Weiteren sehen wir Resklerosierungen von osteolytischen Bezirken mit einer Verbesserung der Stabilität des Skelettsystems.

Antihormonelle Therapie: Sollte die Patientin beim Auftreten von Metastasen noch keine Hormontherapie durchgeführt haben, muss jetzt eine solche diskutiert werden und je nach Hormonstatus mit Tamoxifen oder einem Aromatasehemmer behandelt werden. Prinzipielle Möglichkeiten der antihormonellen Behandlung sind:

1. Östrogenentzug: Dies geschieht bei prämenopausalen Patientinnen durch Ovarektomie oder GnRH-Analoga, bei postmenopausalen Patientinnen durch die Aromatasehemmer
2. Östrogenrezeptor-Blockade durch so genannte selektive Östrogenrezeptor-Modulatoren (SERM-Substanzen)
3. Östrogenrezeptor-Reduktion: Dies wird durch selektive Östrogenrezeptor-Destruktorensubstanzen (SERD) oder durch Gestagen erreicht.

Welche Hormontherapie nun gewählt wird, hängt davon ab, ob bereits eine antihormonelle Therapie eingesetzt wurde. In der Regel werden als erste palliative Behandlungsmaßnahme bei prämenopausalen Patientinnen die GnRH-Analoga verabreicht. Durch die Kombination dieser GnRH-Analoga mit Tamoxifen lassen sich die besten Ergebnisse erzielen.

Alle SERM-Substanzen bedingen eine Proliferationsminderung von hormonsensitiven Tumorzellen. Die Verträglichkeit ist relativ gut. Tamoxifen blockiert Tumorzellen in der G1-Phase des Zellzyklus und führt zu einer signifikanten Minderung des Östradiol-Angebotes. Die anderen Anti-Östrogene Toremifen und Droloxifen zeigen die gleichen therapeutischen Aktivitäten wie Tamoxifen und bringen darüber hinaus keine weiteren Vorteile, allenfalls ist Haloxifen® noch zur Behandlung und Prophylaxe der Osteoporose zugelassen.

Die selektiven Östrogenrezeptor-Destabilisatoren (SERD) vom Fulvestrant-Typ weisen die gleiche Aktivität wie die Aromatasehemmer auf, werden einmal monatlich intramuskulär injiziert und können beim Versagen von Tamoxifen und Aromatasehemmern eingesetzt werden.

Die *Aromatasehemmer* wirken, indem die Aromatase als Enzym die Östrogensynthese blockiert und damit der Östrogenspiegel gesenkt wird. Zwischen den verschiedenen Aromatasehemmern gibt es wenig Unterschiede. Jüngere Untersuchungen zeigen, dass sie gleichwertig sind, allenfalls das Letrozol führt zu höheren Ansprechraten und einer etwas längeren Zeit bis zur Tumorprogression.

Gestagene mindern durch Hemmung der Östrogenrezeptorsynthese den stimulierenden Einfluss der Östrogene auf das Tumorzellwachstum. Es kommt über die Beeinflussung verschiedener Hormonkreisläufe zu einer Senkung ganz verschiedener Hormonspiegel. Sie haben aber dadurch ein hohes Nebenwirkungsspektrum wie vermehrtes Schwitzen, Völlegefühl, Obstipation, Gewichtszunahme, Depression, Verwirrtheitszustände, Vaginalblutungen, Pruritus, Phlebitis, Thromboseneigung und Lungenembolien und ihr Einsatz sollte sehr genau überlegt werden.

Bezüglich der Vorgehensweise kann empfohlen werden, dass zunächst bei der Hormontherapie mit einem Aromatasehemmer begonnen wird, wenn postoperativ schon Tamoxifen verschrieben wurde. Wurde noch keine Hormontherapie eingesetzt, wird zunächst Tamoxifen und erst bei Progredienz der Aromatasehemmer gegeben. Nach einem passageren Ansprechen oder einem Krankheitsstillstand von mehr als drei Monaten kommt dann bei weiterer Progression entweder das Fulvestrant oder ein steroidaler Aromatasehemmer, das Exemestan, in Betracht. Bei Anhalten und Fortschreiten sollte dann auf die Gestagene übergegangen werden. Bei weiterer Progression muss auf Chemotherapie gewechselt werden.

Bezüglich der *Chemotherapie* gibt es keine prospektiv randomisierten Untersuchungen, die klar belegen, dass beim Auftreten von Fernmetastasen die Überlebenszeit durch eine zytostatische Therapie verlängert werden kann. Trotzdem werden jetzt immer wieder Studien vorgelegt, die doch eine geringe Zunahme der 3- und 5-Jahres-Überlebensrate zeigen. Bei der zytostatischen Behandlungsführung muss, wie bei der antihormonellen Therapie, die Schnelligkeit oder Langsamkeit der Progression als Hilfe für die therapeutische Entscheidung berücksichtigt werden.

Bei langsamer Progression kann eine Monochemotherapie durchgeführt werden, bei einer raschen Verschlechterung sollte eine Polychemotherapie vorgenommen werden, die eventuell in eine Monochemotherapie überführt werden kann, wenn zunächst einmal die rasche Progression gestoppt werden konnte.

Es muss mit einer Zeit von drei Monaten, maximal sechs Monaten bis zum Wirkungseintritt gerechnet werden. Es hat auch keinen Sinn, vorher ein Staging durchzuführen; diese Zeit muss abgewartet werden.

Nach Versagen der Anthrazyklin-Therapie wird üblicherweise zunächst eine Monotherapie mit Taxanen, mit Vinorelbin oder mit Capecitabin eingeleitet. Bei rascher Progredienz dann eine Polychemotherapie, die Taxan- und Anthrazyklinhaltige Kombinationen enthält.

Die beste Behandlungsführung ergibt sich derzeit immer noch aus der Erfahrung des behandelnden Onkologen. Nur er kann im individuellen Krankheitsfall entscheiden, welches Vorgehen und welche Medikamente in welcher Sequenz eingesetzt werden sollen.

Bezüglich der spezifischen Immuntherapie mittels des Präparates Herceptin® gegen die Überexpression von HER2/neu lässt sich sagen, dass bei einer Erstlinientherapie die Wirkung bei 20 Prozent liegt. In einer Kombination mit einer Anthrazyklin- oder Taxan-haltigen Chemotherapie führt Herceptin® zu einer signifikant höheren Ansprechrate, einer signifikant längeren Zeit bis zur Tumorprogression und einem deutlichen Überlebensvorteil.

Insgesamt profitieren bis zu über 40 Prozent der Patientinnen von einer Therapie mit Herceptin®, allerdings nur dann, wenn sie HER2/neu deutlich überexprimieren und bei einem immunhistochemischen Score mindestens einen Wert erreichen, der dreimal so hoch ist wie der Normalwert.

Beachtet werden muss, dass ungefähr 5 Prozent der Patientinnen unter dieser Therapie eine Herzschädigung erleiden. Da die Anthrazykline ihrerseits das Herz deutlich belasten können, muss auf diese mögliche Nebenwirkung geachtet werden.

22. Das Mammakarzinom aus der Sicht der anthroposophischen Medizin

Rudolf Steiner hat sich an verschiedenen Stellen seines Gesamtwerkes über die Krebsentstehung und über die Krebskrankheit ausgesprochen. Um diese Äußerungen zu verstehen, muss zunächst das Menschenbild der anthroposophischen Medizin erläutert werden.

Wir gehen beim anthroposophischen Menschenbild von einer Viergliederung des Menschen aus und sprechen somit von vier Wesensgliedern.

Ausgangspunkt ist also eine Darstellung des Gesamtorganismus, der Leib, Seele und Geist umfasst und der in diesen Strukturen durchzogen wird von den Wesensgliedern, die mit bestimmten Funktionen verbunden sind.

1. Der physische Leib:

Zunächst wird einmal vom physischen Körper gesprochen, ebenso wie es auch sonst materielle Körper auf der Erde gibt, wie Steine, Wasser und Holz. Diese physischen menschlichen Körper könnten jedoch aus sich heraus nicht leben, dazu bedarf es eines weiteren Wesensgliedes, welches alle Lebewesen auf der Erde haben und das am klarsten bei den Pflanzen zutage tritt.

2. Ätherleib:

Dieses Wesensglied, der Ätherleib, durchdringt den physischen Körper und bewirkt alle Lebensvorgänge. Einen Stein kann man hinreichend durch die Analyse der Atom- und Molekülkräfte erklären, die diesen Stein zusammensetzen, schon bei den Pflanzen reicht diese Ansichtsweise nicht mehr aus.

Pflanzenform und Pflanzenwachstum können nach anthroposophischer Anschauung nicht ausschließlich physikalisch-chemisch erklärt werden, auch wenn der Lebensleib oder Ätherleib sich sehr wohl physikalischer und chemischer Kräfte bedient. Der Ätherleib regelt alle Lebensvorgänge im Organismus, insbesondere auch die Temperatur und den Wärmeorganismus, die für die Entstehung und die Therapie von Krebskrankheiten äußerst wichtig sind, wie wir später ausführen werden.

3. *Astralleib:*
Der Astralleib besteht neben dem physischen Leib und dem Ätherleib. Ihn haben wir mit den Tieren gemeinsam, Pflanzen verfügen nicht darüber. Der Astralleib vermittelt die Beseelung der Lebewesen. Das heißt, die Tatsache, dass wir als Lebewesen Gefühle wie Freude, Aggression und Trauer haben, stellt Lebensprozesse im Astralleib dar. Er sorgt für die Ausbildung von Innenräumen, beseelt die Lebewesen und durchdringt wie der Ätherleib auch den physischen Leib. Damit ist der Zusammenhang mit dem gesamten Organismus gegeben.

4. *Das Ich:*
Als viertes Wesensglied beschreibt die Anthroposophie das Ich des Menschen als so genannten geistigen Wesenskern, welchen die Tiere so nicht entwickelt haben. Das Ich des Menschen durchzieht alle anderen Wesensglieder und bestimmt die eigene Identität in leiblicher, seelischer und geistiger Hinsicht. Dabei wird das Ich nicht als Resultat von Nervenvorgängen oder von körperlichen Vorgängen angesehen, sondern als eine freie Kraft, die sich sowohl der anderen Wesensglieder als auch der körperlichen Vorgänge bedient.

Rudolf Steiner beschreibt nun die bösartige Erkrankung als eine Sinnesorganbildung im Stoffwechsel an falscher Stelle. Außenwelt würde golfartig in den Organismus eindringen und in ihm eine Enklave bilden.

Wenn wir uns das einmal vorstellen, haben wir bezüglich des Mammakarzinoms eine Vielfalt von Gründen, die diese Anschauung unterstützen.

Die weibliche Brust ist ein drüsiges Organ, das vielfältig mit dem übrigen Organismus über hormonelle Regulationsvorgänge und nervliche Stimulationsprozesse verbunden ist. Viele äußere Substanzen wirken auf dieses Organ ein, denken wir nur an die Hormontherapie im Klimakterium, an die Hormongabe bei den Ovulationshemmern, an Hormonrückstände im Trinkwasser oder an Hormonreste in Lebensmitteln. Schon dieser Ausschnitt aus der Außenwelt wirkt regulierend, zum Teil starrebildend, zum Teil überschüssige Kräfte freisetzend im drüsigen Organ der weiblichen Brust.

Aber auch andere Regulationsstörungen und Rhythmusstörungen, die wir schon erwähnt haben, wirken negativ auf den Auf- und Abbau der Drüsenläppchen, wie sie sowohl im 28-tägigen Rhythmus als auch in einem weiten Rhythmusbogen vom Beginn der Menarche bis zur Menopause gespannt sind. Man kann sich also sehr gut vorstellen, dass die Außenwelt bei diesem so »offenen« Organ hier einen Zugang hat und einwirken kann. Normalerweise würden Abbauprozesse im Stoffwechsel diesen Außenwelteinfluss entdecken und zerstören. In einem gesunden Zustand würde ein solcher physischer Herd nicht zustande kommen, sondern schon im Entstehen beseitigt werden.

Wenn der physische Leib jedoch nicht mehr von den anderen Lebensgliedern durchzogen wird, fehlen hier wesentliche Gestaltungsprozesse. Die Ich-Organisation, der Astralleib oder der Ätherleib können gestört sein. Damit ist auch die bewusste Wahrnehmung, auch die Wahrnehmung der immunologischen Identität, gestört und der Krankheitsprozess entgeht der eigentlichen Wahrnehmung, die sich außerhalb des Bewusstseins abspielt. Eine solche Entwicklung würden wir als das erste Stadium einer Krebserkrankung beschreiben. Mit dem zweiten Stadium beginnt die Mutation zur malignen Zelle, und erst im dritten Stadium wird ein maligner Tumor klinisch diagnostiziert.

Alle Screening-Methoden zeigen den Tumor lediglich in seinem dritten Stadium, dann hat ein Tumorprozess jedoch schon 5 bis 20 Jahre hinter sich.

Die Ursache für ein solches Sinnesorgan an falscher Stelle kann darin liegen, dass die Ich-Organisation des Menschen aus dem Gleichgewicht gebracht ist. Eine Destabilisierung der Ich-Organisation wird begünstigt durch eine Schwächung der Ich-Grundlage. Dazu gehören zum Beispiel Schockerlebnisse in der Kindheit, Tod eines Elternteiles vor dem 20. Lebensjahr, Verlust eines Ehepartners, Verlust eines Kindes, Schicksalsschläge, die nicht ohne weiteres überwunden werden können, massive Probleme am Arbeitsplatz im Sinne eines Mobbing oder auch das Überhandnehmen von physikalischen oder chemischen Einflüssen, die der Körper nicht in körpereigene Prozesse überführen kann, so zum Beispiel die Therapie mit Immunsuppressiva, die massive Aussetzung einer Bestrahlung, die schädlichen Nebenwirkung von Medikamenten oder die Aufnahme von Kanzerogenen.

Die zunächst noch lokalisierte »Außenwelt« wird vom Stoffwechsel des Organismus nicht durchdrungen, Wärmevorgänge, die der Organismus normalerweise mit Hilfe seines Ätherleibes reguliert und bildet, finden nicht statt, sodass eine erkaltende Situation vorliegt. Fieber und Wärmevorgänge würden dem Organismus helfen, die Tumorinsel wieder in den Gesamtzusammenhang zu integrieren.

Die Misteltherapie wirkt ausgleichend und harmonisierend auf alle vier Wesensglieder.

Im Bereich des physischen Leibes können wir eine Modulation des Immunsystems feststellen mit einer Verbesserung der immunologischen Parameter, sodass das Immunsystem insgesamt wieder instand gesetzt wird, Fremdzellen zu erkennen und abzutöten. Im Bereich des Ätherleibes zeigt sich unter einer Misteltherapie eine Zunahme der Vitalität und damit eine geringere Erschöpfung. Insbesondere das Tumor-Fatigue-Syndrom lässt sich damit sehr gut behandeln und weist darauf hin, dass der Organismus wieder beginnt, den ganzen Körper zu ergreifen, zu strukturieren und Fremdprozesse zurückzudrängen.

Im Bereich des Astralleibes sehen wir eine Zunahme der Leistungsfähigkeit und der Initiativkraft, ein depressiver Gemütszustand verschwindet, wahrscheinlich auch durch die Wirkung der Mistelsubstanzen auf gehirneigene Rezeptoren. Die Ich-Organisation wird durch die Verbesserung des Wärmeorganismus und durch das Anheben des Temperaturniveaus positiv beeinflusst, die Durchwärmung des Organismus führt dazu, dass die Ich-Organisation wiederum im gesamten Körper eingreifen und so auch rhythmische Vorgänge im Organismus wieder besser steuern kann.

Über die einzelne Wirkung der Mistelinhaltsstoffe wird im weiteren Zusammenhang berichtet werden.

Ein anderer Gesichtspunkt sollte noch beachtet werden: Die Brust als weibliches Organ ist eigentlich ein sehr soziales Organ, es ist nach der Geburt das erste Organ, das sich dem Kind lebensspendend und immunsystemfördernd zuwendet. Beim Stillen herrscht ein intensiver Kontakt zwischen Mutter und Kind, der notwendig ist, um das schockartige Trennungserlebnis bei der Geburt überwinden zu helfen. Die weibliche Brust ist also ein Organ, das sich hier einem anderen, dem Kind, zuwendet und erheblich mehr an Kräften spendet und überträgt, als wir es uns physisch in der Analyse der Muttermilch vorstellen können.

Auch im Bereich der Zweisamkeit mit einem Lebenspartner ist die Brust ein Organ, das sich einem anderen zuwendet und eine soziale Funktion in unserer Gesellschaft hat.

Es ist schon bezeichnend, dass die Tumorerkrankung gerade eines solchen Organs zu den häufigsten Tumoren unserer Zeit gehört. Die sozialen Prozesse im Kreis der kleineren engen Familie, aber auch in unserer Gesellschaft, werden immer schwieriger, problembeladener, kälter oder finden überhaupt nicht mehr statt.

Viele Frauen stillen heute nicht mehr und verlieren damit diesen wesentlichen Austausch mit ihrem Kind. Dieser Austausch ist aber für beide Seiten wichtig. Es hat seinen Sinn, dass die Distanz zwischen Mutterbrust und Gesicht der Mutter die Entfernung ist, in der ein Säugling wahrnehmen kann.

Wenn man über die Ursachen des Mammakarzinoms nachdenkt, stößt man schnell auf Mutationen, Risikofaktoren, Noxen, hormonelle Dysregulationen und viele andere Gründe. Es bleibt aber die Frage zu stellen, warum dieses Organ für all die genannten Einflüsse so anfällig geworden ist und warum immer mehr Frauen an dieser Erkrankung leiden.

Ein vergleichbares Organ beim Mann wäre die Prostata, die zwar völlig andere Funktionen und auch nicht diese soziale Komponente hat, aber als Drüse ebenfalls in einem Regulationskreislauf von inneren und äußeren Kräften steht und von der wir uns genauso vorstellen können, dass sich äußerliche Prozesse golfartig in das Innere ergießen, vom Organismus nicht mehr ergriffen werden können und letztlich in einem Karzinom enden. Die Vergleiche zwischen den beiden Krankheitsarten sind frappierend, auch die Tatsache, dass das Prostatakarzinom genauso wie das Mammakarzinom stetig zunimmt und wohl auch Ausdruck unserer Zeit ist.

Ein weiteres interessantes Thema wäre die Schicksalsfrage, wie sie in der anthroposophischen Medizin beleuchtet wird.

Jeder Mensch hat ein individuelles Schicksal, das aus vorhergehenden Erdenleben resultiert, und die Krankheit kann Ausdruck von Schicksalsvorgängen sein, die zur Vorbereitung weiterer Erdenleben wichtig sind. So könnten die Krankheit, der Schmerz, das Durchleiden verschiedener schwerer Therapien einen Sinn haben, den wir uns heute noch nicht erschließen können. Auch die Frage, ob es uns beschieden ist, dass wir die Krebskrankheit überwinden oder ob wir an ihr sterben werden, hängt eng damit zusammen.

Vor 20 Jahren wäre es noch unmöglich gewesen, über wiederholte Erdenleben zu sprechen. Heute gibt es fast eine »karzinomatöse Wucherung« der esoterischen Literatur über wiederholte Erdenleben, an die in bestimmten Religionen bereits seit Jahrtausenden geglaubt wird.

Es kann in diesem Rahmen nur auf diese Schicksalsfrage hingewiesen werden. Im Anhang findet sich seriöse Literatur, die dem interessierten Leser Hinweise zu dieser Fragestellung geben kann.

Es sei hier eine persönliche Bemerkung erlaubt: Seit 25 Jahren behandle ich Krebspatienten und habe in dieser Zeit über 5000 Menschen begleitet, zum Teil mit dem Erfolg einer Heilung, zum Teil mit dem Erfolg eines außergewöhnlichen Überlebens, viele von ihnen mussten aber trotz aller therapeutischen Bemühungen an dieser Krankheit sterben.

Es ist die Frage, wie man es als Arzt über sehr lange Zeit schafft, mit diesen schwer kranken Menschen zu arbeiten, ohne selbst zu verzweifeln oder sich aus der therapeutischen Front zurückzuziehen. Eine Untersuchung zeigt, dass amerikanische Onkologen im Durchschnitt nach sieben Jahren versuchen, zum Beispiel in die Therapieplanung oder die Therapieentwicklung zurückzukehren, um den direkten Kontakt mit den Patienten zu vermeiden. Für mich persönlich vermag ich das nur so zu beantworten, dass diese Erkrankung, die jeden Menschen elementar trifft, mit seinem Schicksal zu tun hat. Es ist nicht einfach »dumm gelaufen«, wenn ein Patient Krebs bekommt, sondern es ist Ausdruck schicksalshafter Prozesse. Ich kann das Leiden von zum Beispiel noch sehr jungen Menschen, die dann vielleicht auch unter Zurücklassen ihrer noch kleinen Kinder sterben müssen, nur ertragen, indem ich einen Sinn in dieser Erkrankung sehe, die für die individuelle Entwicklung des Wesenskernes eben dieses Menschen notwendig ist.

Dies könnte sehr schnell in einen therapeutischen Nihilismus führen, da das Schicksal ja offensichtlich über den Erfolg oder Nichterfolg einer Therapie bestimmt. Es ist aber auch ein Schicksal, an welchen Arzt man gerät. Und es ist die wesentliche Aufgabe des Patienten, einen Arzt zu finden, der zwar um diese Schicksalsvorgänge weiß, der aber trotzdem nicht aufgibt, alles Therapeutische zu versuchen, was für die Individualität *dieses* Patienten wichtig und notwendig ist, und das die Möglichkeit bietet, die Krankheit zu überwinden. Denn um abzuschätzen, welche Therapie notwendig wäre, bräuchten wir eine höhere Erkenntnis, die wir als Ärzte heute nur in sehr wenigen Fällen haben können.

Deshalb führt Rudolf Steiner vor Ärzten aus, dass man sich als Arzt bei schwer kranken Menschen in jedem Falle den Gedanken an den Tod verbieten muss. Selbst bei solchen, für die vielleicht nur noch eine kurze Überlebenszeit möglich ist, soll er nicht an den Tod denken, denn die therapeutische Kraft des Arztes kann in jedem Stadium eine Wandlung herbeiführen, die den Patienten länger leben lässt und ihm vielleicht sogar hilft, die Erkrankung zu überwinden.

Dies ist ein schwer verständlicher Gedanke für uns heutige Mediziner, zumal unsere Prognose- und Therapiebeurteilungen ja oft darauf beruhen, abzuschätzen, wie lange dieser Patient wohl noch zu leben hat und ob diese oder jene Therapie sich überhaupt noch lohnen würde. Diesen Gedanken müssen wir uns also verbieten und in jedem möglichen Stadium für den Patienten kämpfen.

Das genaue Zitat Rudolf Steiners lautet:

»Es ist das Allerschlimmste, wenn man bei einem Kranken, auch wenn er noch so krank ist und man ihn heilen will, an den Tod denkt. Man müsste sich gerade als Arzt verbieten, an den Tod des Patienten als an irgendeine Möglichkeit zu denken.

Es ist eine ungeheure Kraft, wenn Sie unter allen Umständen den Gedanken an den Tod fortschicken und nur denken, was tue ich, um an Lebenskraft zu retten, was zu retten ist. Wenn solche Gesinnung entfaltet wird, werden viel mehr Menschen gerettet, als wenn die andere Gesinnung entfaltet wird, die aus diesen oder jenen Dingen den Tod prognostiziert.«

23. Die Mistel als Arzneipflanze

Die Mistel wurde 1920 von Rudolf Steiner vor Ärzten als Krebsheilmittel eingeführt. Seitdem wird sie von immer mehr Ärzten und Therapeuten bei einer zunehmenden Anzahl von Patienten mit ganz unterschiedlichen Krebslokalisationen zur Therapie eingesetzt.

Wir gehen heute davon aus, dass über 200.000 Patienten in Deutschland mit Mistel-Präparaten behandelt werden und rund 20.000 Ärzte diese Therapie anwenden.

Der Hauptvertreter der heute auf dem Markt befindlichen Mistelpräparate ist das ISCADOR®. Es ist das am besten dokumentierte und durch Studien kontrollierte Präparat Wir beginnen deshalb unsere Therapie immer mit ISCADOR® und werden auch im Folgenden die diesbezüglichen wissenschaftlichen Untersuchungen und Studien darstellen. Die Ausführungen gelten mit kleineren Abweichungen auch für die anderen auf dem Markt befindlichen Mistelpräparate, solange sie einen Gesamtextrakt aus der Mistelpflanze enthalten und nicht nur eine Teilfraktion dieser Inhaltsstoffe bevorzugen. Wichtig ist weiterhin, dass sie den von Rudolf Steiner postulierten und nachgewiesenen wirksamen Mischprozess durch eine spezielle Mischapparatur durchgemacht haben. Präparate, die diese Voraussetzungen nicht erfüllen, können zwar in reduzierter Weise immunstimulierend sein, verfügen jedoch nicht über das vollständige Wirkungsspektrum der anderen Mistelpräparate und werden von uns deshalb nicht eingesetzt.

Die Mistel als Arzneipflanze gehört zu den am besten dokumentierten Arzneipflanzen überhaupt. Es gibt über 1200 wissenschaftliche Arbeiten darüber, die über das Internet abrufbar sind.

Bisher konnten über 1000 Inhaltsstoffe aus der Mistelpflanze analysiert werden. Wichtig sind folgende Punkte:

1. Die Mistel ist die DNA-reichste Blütenpflanze überhaupt.
2. Die Mistel enthält etwa 600 verschiedene Eiweißstoffe, wobei das Proteinmuster vom Wirtsbaum und vom Geschlecht der Mistel abhängig ist.
3. Im Gesamtextrakt finden wir über 20 verschiedene Lektine, wobei die Hauptlektine I, II, III und IV durch Unterlektine (Isolektine) ergänzt werden.
4. Die Viscotoxine sind ebenfalls in größerer Anzahl, wahrscheinlich in mehr als sechs Varianten, enthalten.
5. Der Gesamtextrakt enthält eine Vielzahl verschiedener Enzyme.
6. Wir finden einen hohen Gehalt an Thiolen, schwefelhaltigen Verbindungen.
7. Der Gesamtextrakt enthält zehn verschiedene Fette.
8. In neuerer Zeit wurden vier verschiedene Phytosterole entdeckt.
9. 20 verschiedene Flavonoide sind bislang entdeckt worden.
10. Man unterscheidet 15 verschiedene Phenylpropane.
11. Die Mistel enthält zahlreiche Mineralien, z.B. Kalium und Phosphate.
12. Trotz dieser zahlreichen bekannten Inhaltsstoffe gibt es noch viele Bestandteile, die heute noch nicht genau definiert sind und weiter untersucht werden müssen.

Es ist schon erstaunlich, wie vielfältig die verschiedenen Inhaltsstoffe der Mistel sind. Generell kann man sagen, dass die Mistellektine und die Viscotoxine sowohl zytotoxisch als auch zytostatisch wirken. Darüber hinaus stimulieren die Mistellektine, aber auch die Poly- bzw. Oligosaccharide das Immunsystem, indem sie die Anzahl der Immunzellen nicht nur vermehren, sondern auch stimulieren.

Es ist offensichtlich, dass die Wirksamkeit durch eine Vielzahl biologisch aktiver Substanzen bedingt ist, und nur der Gesamtextrakt der Mistel entfaltet das breite Wirkspektrum in der Krebstherapie.

Die Lektine sind die interessantesten Substanzen der Mistel und somit am besten untersucht. Sie wurden erstmals 1888 durch Hermann Stillmark isoliert. Um 1920 konnte man zum ersten Mal ein Lektin kristallisieren, 1970 hat man ihre dreidimensionale Struktur analysiert, und seit dieser Zeit gibt es eine zunehmende Lektinforschung. Wir können heute sagen, dass die Lektine nachgewiesenermaßen tatsächlich einen zytotoxischen, zytostatischen, fungiziden und insektiziden Effekt haben. Des Weiteren wirken sie massiv immunstimulierend.

Auch die naturwissenschaftlich orientierte Medizin war überrascht, dass diese onkologisch interessanten Substanzen ausgerechnet in der Mistelpflanze vorkommen.

Die Lektine stellen die potenteste Form toxischer Zuckerrezeptoren aus Pflanzen dar. Sie bestehen aus einer lektinartigen und einer enzymatischen Untereinheit (Lektin-Toxin-Komplex). Mit dem Lektinanteil docken sie an den Zielzellen an, nach Andocken und Transport in die Zellen entfaltet die andere Untereinheit ihre tödliche Aktivität gegen die Ribosomen, der Eiweißsynthesestelle der Zelle. Die Funktionsfähigkeit des gesamten Ribosoms bricht danach zusammen. Viscotoxine sind eiweißhaltige Verbindungen, die in ihrer chemischen Struktur Schlangengiften ähneln. Die Wirkungen der Viscotoxine sind im Einzelnen noch nicht so gut erforscht wie die der Lektine. Bekannt ist, dass sie Krebszellen auflösen, indem sie deren Zellwand zerstören (zytotoxische Wirkung). Darüber hinaus können sie ebenso wie Lektine das Immunsystem stimulieren. Vor allem steigern sie die Aktivität der Natürlichen Killerzellen und der Granulozyten, sodass diese deutlich besser Bakterien (und vermutlich auch Tumorzellen) vernichten können.

Die stimmungsaufhellende und schmerzreduzierende Wirkung ist durch eine auf den Mistelextrakt zurückzuführende vermehrte Ausschüttung von beta-Endorphinen zurückzuführen.

Es bleibt festzuhalten, dass Rudolf Steiner um 1920 die Mistel als Krebsheilmittel dargestellt hat. Heute können wir aufgrund der Inhaltsstoffforschung sagen, dass eine Wirkung im Sinne eines onkologischen Präparates tatsächlich besteht.

Zur Botanik der Mistel

Misteln sind Blütenpflanzen, die nicht in der mineralischen Erde, sondern im Holz anderer Pflanzen »wurzeln«. Wir unterscheiden rund 1.500 verschiedene Mistelarten, doch nur die weißbeerige Mistel (Viscum album) wird in der anthroposophischen Krebstherapie eingesetzt. Ihren Namen hat diese Heilpflanze von den weißen Früchten, die im Winter einen reizvollen Kontrast zu den dunkelgrünen Blättern bilden.

Die weißbeerige Mistel gliedert sich in drei botanische Unterarten, die auf unterschiedlichen Wirtsbäumen vorkommen. So unterscheiden wir die Laubholzmistel, die auf Apfelbaum, Pappel, Ahorn, Birke und vielen anderen Laubbäumen wächst, weiterhin die Kiefernmistel und die Tannenmistel.

Die weißbeerige Mistel ist in weiten Teilen Europas heimisch, da die entsprechenden Licht-, Wärme- und Wasserverhältnisse und auch die Bodenbedingungen ihr Gedeihen fördern. Insbesondere in Frankreich erreicht die Mistel ihre größte Besiedlungsdichte.

Die Mistel wird von verschiedenen Vogelarten verbreitet, darunter die Misteldrossel, die Mönchsgrasmücke und der Seidenschwanz. Die mistelübertragenden Vögel verschlucken die Mistelbeere als Ganzes und verdauen sie. Nach der Ausscheidung werden die unverdauten Fruchthäute sowie die von

Schleim und Leim umhüllten Kerne abgelegt, dabei bleiben diese klebrigen Klumpen auf einem Wirtsbaum haften und es können im Frühjahr junge Mistelkeime austreiben.

Man versucht heute, die Mistel zu kultivieren, um genügend Nachschub für die Heilmittelherstellung zu haben. Dies ist ein sehr aufwendiger Prozess, da von der Mistelausbringung bis zur Ernte mindestens zehn Jahre vergehen.

Die stimmungsaufhellende und schmerzreduzierende Wirkung ist durch eine auf den Mistelextrakt zurückzuführende vermehrte Ausschüttung von beta-Endorphinen zurückzuführen.

Wenn die Mistel im April zu keimen beginnt, treibt aus dem Kern, der am Wirtsbaum kleben geblieben ist, zunächst ein Keimstängel hervor, der sich im Kontakt mit der Rinde zu einer Art Haftscheibe weitet. Diese Haftscheibe hat nun die Kraft, keilförmig durch die Rinde in das Innere des Zweiges vorzudringen und als so genannter Senker in dem Holz des Wirtsbaumes zu wurzeln.

Zunächst muss die Mistel ihre Wachstumszone der Rhythmik des Wirtsbaumes anpassen, bis sie tief genug in den Wirtsbaum eingedrungen ist. Wenn sie Anschluss an die Saftströme gefunden hat, ordnet sie ihr Wachstum so, dass sie die Wasserleitgefäße des Wirtsbaumes auf die eigenen Senker lenken kann. Der Baum versorgt die Mistel damit nicht nur mit Wasser und darin gelösten Mineralien, sondern auch mit organischen Substanzen wie Zucker und Aminosäuren. Wenn die Mistel an das Wasserleitgewebe des Wirtsbaums Anschluss gefunden hat, entfalten sich im folgenden Frühjahr die ersten kleinen Blätter, wobei jeweils nur ein einziges Blattpaar gebildet wird. Die Mistelblätter sind relativ einfach an Oberseite und Unterseite gleich gestaltet und fallen im Winter zunächst nicht ab, sondern im Spätsommer des zweiten Jahres, überraschend grün und saftig.

Wir sehen daraus schon, dass die Mistel vieles völlig anders macht als die normale Vegetation.

Die Mistel ist eine so genannte zweihäusige Pflanze; männliche und weibliche Blüten finden sich auf verschiedenen Mistelbüschen. Sie blüht bereits im Februar oder März und wird dann von Insekten bestäubt. Im April beginnt dann die Bildung der Mistelfrucht, die sich bis zum September zu lebensfähigen Mistelembryonen entwickelt, wobei der Reifeprozess erst im November abgeschlossen ist. Im Inneren der Mistelfrucht bleiben Nährgewebe und Embryonen den ganzen Winter hindurch grün, ein Zeichen dafür, dass der junge Mistelkeim ständig von Licht durchpulst und so lebendig gehalten wird, auch in einer Zeit, wo die natürlichen Lebensprozesse in der Natur absterben.

Durch die Art des Wirtsbaums bekommt die Mistel eine typische Prägung, welche sich auch in ihrer Substanzvielfalt zeigt. So sind sowohl bei den Lektinen als auch bei den Viscotoxinen unterschiedliche wirtsbaumspezifische Differenzierungen festzustellen. Auch bei den Inhaltsbestandteilen besteht ein unterschiedlicher jahreszeitlicher Rhythmus. So haben die Mistellektine im Winter ihren Höhepunkt der Produktion, die Viscotoxine dagegen im Sommer. Es ist deshalb sinnvoll, die Mistel zu zwei unterschiedlichen Jahreszeiten zu ernten, da dann im Extrakt die höchstmögliche Konzentration der jeweiligen Inhaltsstoffe zu finden ist.

Der anschließende pharmazeutische Prozess ist sehr vielfältig. Bei der Ernte werden die zu verarbeitenden Pflanzenteile vorsichtig aus den kostbaren Mistelbüschen herausgepflückt, und die frische Pflanze wird unter qualitativen Gesichtspunkten sortiert und die Pflanzenteile werden für die weitere Verarbeitung ausgewählt. Verwendet werden dabei die ein- bis zweijährigen Blätter, die Stängel, Blüten und Fruchtanlagen und bei der Winterernte zusätzlich die separat gepflückten reifen Beeren.

Die Pflanze wird mittels einer Walze zerquetscht und damit für die nachfolgende Extraktion vorbereitet. Die gewalzte Pflanze wird dann durch den Zusatz von speziellen Milchsäurebakterien einer Milchsäurefermentation unterworfen. Dadurch wird sie weiter aufgeschlossen und es entsteht der charakteristische Mistelextrakt. Die milchsaure Fermentation wird jeweils im Sommer und im Winter durchgeführt, wobei die Mistelpflanzen nach Wirtsbäumen für die einzelnen ISCADOR®-Sorten sortiert werden.

Die Extrakte von Sommer- und Wintermistel werden im Frühling und im Herbst durch einen anspruchsvollen technischen Vorgang zum Krebsmittel ISCADOR® verarbeitet. Der angewendete Mischprozess geht auf konkrete Hinweise von Rudolf Steiner zurück und ist ein charakteristischer Bestandteil des ISCADOR®-Herstellungsverfahrens, wodurch eine zusätzliche Qualität gewonnen wird.

Im Institut HISCIA des Vereins für Krebsforschung in Arlesheim/Schweiz wurde für diesen besonderen Herstellungsschritt eine spezielle Maschine entwickelt. Ihr Prinzip beruht darauf, dass Sommer- und Wintersaft der Mistel sich im äußeren, hochgebogenen Rand einer rotierenden Titanscheibe intensiv durchdringen, wie es Rudolf Steiner gefordert hat. Diese Scheibe hat einen Durchmesser von 1 m und rotiert mit 10.000 Umdrehungen pro Minute. Damit erreicht man eine Geschwindigkeit von 1.900 km/h und eine Fliehkraft von rund 55.000-facher Erdbeschleunigung. Diese Umstände stellen extreme Ansprüche an die einzusetzende Verfahrenstechnik.

Rudolf Steiner forderte, dass die Mistel aus den Erdenkräften herausgehoben werden solle, bevor sie zu einem Krebsheilmittel verarbeitet werden könne. Seit Jahrzehnten wird über den dafür notwendigen Prozess geforscht und so diese Maschinenapparatur ständig weiterentwickelt.

Das aus dem Mischprozess von Sommer- und Wintersäften der Mistel erhaltene ISCADOR®-Konzentrat wird nun in einem weiteren Herstellungsgang zum fertigen Arzneimittel verarbeitet. Dabei wird der Mistelextrakt mit isotonischer Kochsalzlösung auf die gewünschte Konzentration verdünnt. Wegen der empfindlichen Inhaltsstoffe, insbesondere der Zuckereiweiße, wird auf eine Hitzesterilisation verzichtet, stattdessen wird die Ampullierlösung keimfrei filtriert und anschließend ampulliert.

Insgesamt handelt es sich um einen sehr aufwendigen Herstellungsprozess, der einer ständigen Qualitätskontrolle unterliegt.

24. Wissenschaftliche Untersuchungen zu den Mistelinhaltsstoffen

Insgesamt können wir vier Wirkprinzipien der Mistelinhaltsstoffe feststellen:

1. Die Mistelinhaltsstoffe wirken immunstimulierend, hier insbesondere die Viscotoxine und die Lektine. Sie haben vielfältige Wirkungen auf bestimmte Immunzellen, die wir im Folgenden näher darstellen wollen.
2. Viscotoxine und Lektine wirken auch zytostatisch, das heißt, sie haben die Fähigkeit, Tumorzellen im weiteren Wachstum zu stoppen beziehungsweise die Apoptose, den Selbstmordprozess der Zellen, einzuleiten.
3. Die Mistelinhaltsstoffe insgesamt wirken DNA-stabilisierend. Wir wissen heute, dass die moderne schulmedizinische Krebstherapie massive Genschäden hinterlässt, die vor allem für immer häufiger auftretende Zweitkarzinome verantwortlich sind. Gingen wir vor 20 Jahren noch von einer Zweitkarzinomrate von 0,4 Prozent der Patienten aus, ist diese Zahl jetzt auf 9 bis 10 Prozent gestiegen. Das bedeutet, dass manche Krebspatienten zweimal in ihrem Leben eine Krebskrankheit erleiden und durchmachen müssen, weil durch die Genschädigung der primär eingesetzten Krebstherapie (Chemotherapie oder Bestrahlung) das DNA-System so geschädigt wurde, dass die eingesetzten Stoffe wieder Krebs auslösen, also kanzerogen gewirkt haben. Ein Schutz der normalen Zellen vor den Nebenwirkungen der Chemotherapie oder der Bestrahlung ist also wünschenswert, beziehungsweise ein therapeutisches System, das die DNA-Reparatur fördert. Wir werden zeigen, wie hier die Mistel DNA-schützend und die Reparatur verbessernd wirkt.

4. Die Mistelinhaltsstoffe wirken auf die Psyche des Patienten, wahrscheinlich über eine Anregung der Beta-Endorphinausschüttung im Gehirn und durch einen Kontakt mit den Serotoninrezeptoren, ebenfalls im Gehirn. Dies ist der Grund dafür, warum viele Patienten sich deutlich besser, aktiver und weniger mit Schmerz belastet fühlen als ohne eine solche Therapie.

Bezüglich der immunstimulierenden Wirkung der Lektine sind in den letzten Jahren folgende Wirkmechanismen bekannt geworden:

1. makrophagenaktivierende Wirkung von Mistellektin I
2. Freisetzung von Interleukin 1 und Interleukin 2 aus mononukleären Zellen
3. Freisetzung von C-reaktivem Protein
4. Freisetzung von TNF, IL-1, IL-2 durch Mistelpräparate
5. Bildung von Anti-ML-Antikörpern im Verlauf der Misteltherapie
6. Freisetzung von Interleukin 6, Interleukin 8 durch Mistellektin I
7. Beeinflussung der immunologischen Parameter durch Mistellektin I
8. Induktion von CRP durch Mistellektin I
9. Induktion von Interleukin 2-Rezeptoren auf den immunkompetenten Zellen
10. Thymozyten-Proliferation und TH-Zellen-Anstieg in vivo
11. Endorphin-Freisetzung
12. Erhöhung der zytotoxischen Aktivität von Leukozyten bei Tumorpatienten
13. Induktion von H_2O_2 im neutrophilen Granulozyten
14. Aktivierung der Naturalkillerzellen
15. Freisetzung des makrophagenstimulierenden Faktors

16. Anstieg der Phagozytose-Aktivität der Granulozyten
17. Inhibierung der Serotonin-Freisetzung im Sinne einer Modulation
18. Hypoplastie des Thymus im Tierversuch
19. massive Aktivierung der eosinophilen Granulozyten
20. Ausschüttung von sowohl zytotoxischen als auch immunregulierenden Faktoren aus den eosinophilen Granulozyten.

Wenn wir diese Aufstellung zusammenfassen, können wir feststellen, dass die Mistellektine geradezu ideale Substanzen sind, die Immunologie in einer positiven Weise zu beeinflussen. Wir können heute davon ausgehen, dass beim Krebspatienten die immunologische Abwehr gegen Tumorzellen massiv gestört ist. Die Mistellektine bewirken, sicher im Zusammenhang mit anderen Mistelinhaltsstoffen, dass die Immunbotenstoffe im Organismus wieder vermehrt gebildet werden, wobei es sich um eine *immunmodulierende* Wirkung handelt.

Gegner der Misteltherapie schließen aus den vorgelegten Studien, dass die vermehrte Interleukin 6-Freisetzung unter der Misteltherapie zu einem Nachteil von Krebspatienten gereichen könnte und bei verschiedenen Krebsarten, wie den Hypernephromen, dem Kolonkarzinom und dem Ovarialkarzinom sowie dem Melanom, zu einer Progression von Tumorzellen führen könnte.

Vielfältige Untersuchungen zeigen jedoch heute, dass diese Gefahr in gar keinem Falle besteht. Bei keinem Patienten ist heute eine solche Tumorprogression unter Mistelpräparaten festgestellt worden. Es handelt sich eben um eine *immunmodulierende* Behandlung, das heißt, Patienten mit zu niedrigen Zytokinwerten, auch des Interleukin 6, werden in den Normbereich zurückgebracht. Andere, die in diesem Normbereich sind, verbleiben auch darin. Patienten mit sehr hohen Interleukin 6-Spiegeln werden nicht weiter stimuliert, was gefährlich sein könnte, sondern kommen durch die immunmodulierende Wirkung ebenfalls in den Normbereich zurück.

Wir haben allein in unserer Praxis bei 110 Tumorpatienten nachgewiesen, dass keine Überstimulation mit Interleukin 6 unter einer Misteltherapie stattfindet, wir haben im Gegenteil festgestellt, dass überhöhte Interleukin 6-Werte, wie sie auch beim Mammakarzinom auftreten können, aber insbesondere beim Hypernephrom und beim Ovarialkarzinom beschrieben sind, unter der Misteltherapie in den Normbereich zurückkehren und die Immunblockade bei diesen Patienten damit aufgehoben werden kann.

Diese immunmodulierende Wirkung haben wir auch für andere Immunparameter nachgewiesen, zum Beispiel für den Interleukin 2-Rezeptor, den wir im Therapieteil noch ausführlich darstellen wollen, und bei den eosinophilen Granulozyten. Auch bei diesen beiden Parametern ist eine Überstimulation durch die immunmodulierende Wirkung von ISCADOR® nicht möglich.

Wichtig für Krebspatienten ist zu wissen, dass es sich bei den Immunzellen nicht nur um einige wenige Zellen handelt, die sich im Blut befinden, sondern dass man sich mental einmal vorstellen muss, dass diese Immunzellen zwar über den gesamten Organismus verteilt sind, insgesamt aber eine Masse von 2 kg darstellen, als Organ wären sie damit so groß wie die Leber.

Das ist eine wichtige mentale Vorstellung, weil jedem sofort klar wird, dass eine Aktivierung dieser gewaltigen Zellzahl zu einem deutlichen positiven therapeutischen Ergebnis führen muss.

Diese Immunzellen beim Krebspatienten, die, wie durch vielfältige Untersuchungen der Tumorimmunologie festgestellt werden kann, immuninkompetent sind, brauchen für die Entfaltung ihrer Wirksamkeit ein Signal. Nach unserer Auffassung stellt die Misteltherapie für eine große Anzahl von Patienten dieses Signal dar.

Neben der immunstimulierenden können wir bei den Lektinen auch von einer toxischen Wirkung auf die Tumorzellen ausgehen, die wahrscheinlich über die Anregung der so genannten Apoptose geschieht. Unter der Apoptose verstehen wir das Selbstmordprogramm der Zelle, die ihr eigenes Leben zugunsten anderer Zellen aufgibt, wenn die Gesamtlage des Organismus dies so erfordert. Tumorzellen haben diese Apoptose »verlernt«, sie können ewig leben.

Arndt Büssing von der Universität Witten-Herdecke hat diese Apoptose-Wirkung erforscht und dargelegt, dass die Mistellektine schon an der Einspritzstelle im Gewebe bestimmte Bindestellen auf Lymphozyten aktivieren. Mit diesen Bindestellen docken die Lymphozyten an Tumorzellen an und lösen die Apoptose aus. Gleichzeitig werden aber auch wichtige Immunzellen, zum Beispiel die T-Zellen, geschützt, die sonst von Tumorzellen angegriffen und in hoher Zahl absterben würden. Dies geschieht, indem wiederum Bindestellen auf den T-Lymphozyten so herunterreguliert werden, dass sie für die Tumorzellen weniger empfindlich sind.

Die Wirkung der Mistel auf das Immunsystem kann man an folgenden Untersuchungen nachweisen:

1. Mistellektine stimulieren die Makrophagen, die fremde Stoffe verarbeiten und den Immunzellen präsentieren, damit diese eine Information erhalten, welche Stoffe anzugreifen sind.
2. Die Granulozyten, insbesondere die eosinophilen Granulozyten, werden aktiviert. Bei den eosinophilen Granulozyten handelt es sich um archaische Abwehrzellen, die wahrscheinlich die erste Form der Abwehrzellen darstellen. Auch sie können zytotoxisch wirken und weitere Immunzellen anlocken.
3. Die B-Lymphozyten werden vermehrt in Plasmazellen umgewandelt, die spezielle Antikörper herstellen.

4. Die T-Helferzellen, die Antigene erkennen und als Folge davon B-Zellen und Killerzellen aktivieren, werden selber aktiviert und zahlenmäßig vermehrt.
5. Die T-Supressorzellen, die die Reaktion des Immunsystems blockieren können, werden herunterreguliert.
6. Die zytotoxischen T-Zellen werden stimuliert, dadurch werden Tumorzellen identifiziert und zerstört.
7. Die natürlichen Killerzellen werden aktiviert und in ihrer Zahl vermehrt, damit werden Tumorzellen vermehrt angegriffen.
8. Die Interleukin 2-Rezeptoren werden sowohl in der Zahl als auch in der Funktion vermehrt. Sie sind die aktivierten Abwehrzellen im Tumorabwehrsystem und unterliegen einer massiven Stimulation durch Mistelinhaltsstoffe.

Zu zwei der oben genannten Parameter sollen weitere Ausführungen gemacht werden:

1. Der Interleukin 2-Rezeptor:
   Hier handelt es sich um eine definierte Substanz CD25, die die Zahl der aktivierten Abwehrzellen darstellt. Die Interleukin 2-Rezeptoren befinden sich auf den T-Helferzellen und zeigen an, ob der entsprechende Organismus in der Lage ist, Tumorzellen zu erkennen und abzuwehren. Der Interleukin 2-Rezeptor besteht aus zwei Ketten mit einem doppelten Rezeptor, an den der Botenstoff Interleukin 2 andockt.
   Bei den meisten Tumorpatienten sehen wir eine massive Reduktion der Interleukin 2-Rezeptoren, einige wenige haben eine Vielzahl dieser Rezeptoren, ohne dass dieses Abwehrsystem aktiv ist. Wir sprechen daher von einem Janus-Gesicht des Interleukin 2-Rezeptors, der in der therapeutischen Norm sein sollte und bei zu niedrigen Zahlen funktionsunfähig ist und bei zu hohen Zahlen ebenfalls eine

Immunblockade anzeigt. Man kann sich das so vorstellen, dass der erkrankte Organismus sozusagen eine Vielzahl von Abwehrzellen bildet, da ihm zwar angezeigt wird, dass eine entsprechende Abwehrsituation vorliegen solle, dass er aber nicht über das entsprechende »Wissen« verfügt, die Zellen entsprechend effektiv einzusetzen. Da die Interleukin 2-Rezeptoren blockiert sind, hat dies für die Abwehrsituation also keinen Effekt.

Wir konnten nun in verschiedenen Studien nachweisen (siehe Anhang), dass der Interleukin 2-Rezeptor durch Mistelpräparate, insbesondere durch ISCADOR®, sehr stark stimuliert wird und durch die modulierende Wirkung der Mistelinhaltsstoffe in den Normbereich zurückkehrt. Eine Überstimulation ist ausgeschlossen.

Gerade für den Interleukin 2-Rezeptor gilt, dass zum Beispiel eine Überstimulation mit Selen, mit Echinacin oder mit Vitamin C-Infusionen zu einer Überstimulation des Interleukin 2-Rezeptors führen kann und damit zu einer weiteren Blockade des Immunsystems. Alle diese immunstimulierenden Maßnahmen sollten deswegen einem Immunmonitoring zugeführt werden.

Nach langjähriger Forschung haben wir den Interleukin 2-Rezeptor als Immunparameter identifiziert, der in jedem großen Labor durchgeführt werden kann und relativ kostengünstig ist (ca. 30 €). Er ist ein Baustein aus dem großen Immunstatus, der aber heute zu unübersichtlich und auch zu teuer geworden ist; das Gleiche gilt für den Lymphozyten-Transformationstest.

Der Interleukin 2-Rezeptor wird mit zwei verschiedenen Labortests ermittelt. Beim einen besteht die Norm zwischen 1050 und 4800, beim anderen zwischen 300 und 900. In beiden Tests sollte unter einer Misteltherapie der Wert in den oberen Normbereich, das heißt zwischen 2000 und 3000 bzw. zwischen 500 und 600 zurückkehren. Wird dies erreicht, kann man von einer therapeutischen Wirkung der Mistel ausgehen, wie wir im Therapieteil darstellen werden.

2. Die eosinophilen Granulozyten:
Die eosinophilen Granulozyten spielen bei der Tumorzellabwehr eine große Rolle. Im Internet kann man über 1200 wissenschaftliche Arbeiten abrufen über den Zusammenhang zwischen den eosinophilen Zellen und verschiedenen Krebsarten. Insbesondere ist beim Mammakarzinom nachgewiesen, dass eine Infiltration des Tumorgewebes mit eosinophilen Granulozyten eine gute Prognose für die Patientin darstellt. Gelingt es dann weiterhin, eine Bluteosinophilie mit Absolutwerten über 400 unter Misteltherapie zu erreichen, kann man von der besten Prognose für diese Patientin und von einer guten Immunstimulation ausgehen.
Es empfiehlt sich, mit dem örtlichen Pathologen zu sprechen, damit er in künftigen pathologischen Ausführungen die Infiltration des Tumors mit eosinophilen Granulozyten beschreibt.
Des Weiteren haben wir den eosinophilen Granulozyten als vielfältige Abwehrzelle entdeckt und als Maß dafür, wie stark die Mistelreaktion beim einzelnen Patienten ist. Auf die Funktion des eosinophilen Granulozyten gründen sich zwei Tests, die wir in unserem Labor Onkobrain® durchführen (Adresse s. S. 249).

a) Misteldifferenzierungstest:
Der Misteldifferenzierungstest zeigt an, auf welches Mistelpräparat der einzelne Patient am besten reagiert. Dabei werden die eosinophilen Granulozyten isoliert und mit allen Mistelpräparaten in Reaktion gebracht. Das Präparat, das die beste Reaktion hervorruft im Sinne einer massiven Degranulierung, wird dann eingesetzt.

b) Der Eosinophilen-Funktionstest EFT zeigt an, ob es unter dem gewählten Mistelpräparat tatsächlich zu einer Degranulierung der eosinophilen Granulozyten kommt oder ob der eosinophile Granulozyt blockiert ist und seine Granula nicht auswerfen kann. Über beide Tests sind auch Bücher vorgelegt worden (siehe Anhang).

25. Klinische Studien mit ISCADOR®. Zur Wirkung beim Mammakarzinom

Albert Einstein hat einmal gesagt: »Welch triste Epoche, in der es einfacher ist, ein Atom zu zertrümmern, als ein Vorurteil!«

Dies gilt auch für die Misteltherapie. Es gibt immer noch Kollegen, die behaupten, dass es keine klinischen Studien zu den Mistelpräparaten geben würde. Im Anhang sei auf die Literatur verwiesen, die zu diesem Thema erschienen ist. Insbesondere sei auf das Buch von Kienle und Kiene, »Die Mistel in der Onkologie«, Schattauer-Verlag, hingewiesen, das sämtliche Untersuchungen und klinischen Studien, die mit der Misteltherapie durchgeführt wurden, auflistet und ausführlich beschreibt.

Insgesamt sind heute über 100 wissenschaftliche Studien zur Misteltherapie vorgelegt worden, davon 26 randomisiert-prospektiv, so wie es die heutige Statistik fordert. Zwölf Studien zeigen ein statistisch signifikant positives Ergebnis in der Mistelgruppe, sieben einen positiven Trend in der Mistelgruppe und drei keinen Unterschied zwischen der Mistelgruppe und der Kontrollgruppe, eine Studie beschreibt einen negativen Trend. In dieser Studie wurde allerdings nach unserer Meinung die Misteltherapie unzureichend mit dem falschen Präparat und der falschen Dosierung durchgeführt.

Wir können also festhalten, dass es heute eine ausreichende Anzahl von Studien gibt, die die Wirksamkeit der Misteltherapie beschreiben.

Hier sei jedoch auch eine persönliche Bemerkung erlaubt:

Im Deutschen Ärzteblatt, Ausgabe 40 vom 7. Oktober 2005, erschien eine Studie zum metastasierenden Mammakarzinom, die darlegte, dass in den letzten 20 Jahren trotz moderner Chemotherapie, Hormontherapie und Bestrahlung in einem metastasierenden Stadium keine Verlängerung der Überlebenszeit zu erzielen gewesen sei. Es war eine sehr aufrüttelnde Studie, über die ich mit einem Stuttgarter onkologischen Chefarzt, den ich darauf ansprach, diskutiert habe. Er war sehr aufgebracht darüber und versicherte mir glaubhaft, dass er jeden Tag bei seinen Patienten sehen würde, dass diese Studie so nicht stimmen könne und dass sehr wohl bei einzelnen Patientinnen ein massiver Überlebensvorteil durch die moderne onkologische Therapie zu erzielen sei. Insofern sei diese Studie hinfällig, mit Statistik könne man eben alles beweisen oder widerlegen. Ich habe ihn dann vorsichtig darauf hingewiesen, dass er damit eine Negativstudie in seinem eigenen Fachgebiet habe und sehr sensibel darauf reagiere. Ich fragte ihn aber auch, ob er die gleiche Reaktion gezeigt hätte, wenn wir hier eine Studie mit Mistelpräparat vorgelegt hätten, oder ob er dann nicht vielleicht gesagt hätte: »Das habe ich doch immer schon geglaubt!« Er hat dies vorsichtig zugegeben. Wir haben uns dann darauf geeinigt, dass Studien nur Anhaltspunkte für Wirksamkeit sein können, dass aber die eigene tägliche Erfahrung des onkologisch tätigen Arztes mindestens genauso wichtig ist wie Studien, die nicht immer das Ergebnis abbilden, das wir im klinischen Alltag sehen.

Trotzdem sind klinische Studien notwendig, um Bilanz zu ziehen und zu kontrollieren, ob andere Therapieansätze nicht ein besseres Resultat liefern könnten. Sie müssen nur entsprechend gelesen und bewertet werden.

Es gibt eine Vielzahl von Studien über ISCADOR® bezüglich der Auswirkungen der Therapie und der Krebskrankheit auf die Lebensqualität und die Lebensdauer, auf die Tumorprogression, die Reduktion krankheitsbedingter Symptome und die Verringerung von Nebenwirkungen konventioneller Therapien wie Chemo- und Radiotherapie. Eine neuere Untersuchung beschäftigt sich auch mit dem Einsatz von ISCADOR® zur Neutralisierung der Immunsuppression während einer

Narkose und anschließenden Operation. Diese Studie wird in der Filderklinik bei Stuttgart durchgeführt.

Studien existieren zu den meisten soliden Tumoren, insbesondere Karzinome der Brust und des Magen-Darm-Traktes, Karzinome im Urogenitalbereich, zu den Bronchialkarzinomen und den malignen Melanomen. Auch sind gute klinische Ergebnisse bei den Lymphomen, insbesondere bei den Non-Hodgkin-Lymphomen, zu verzeichnen. Neue Indikationen könnten die heutigen vielfältigen Präkanzerosen wie die Cervixdysplasie, aber auch die Hepatitis C sein, die zunehmend öfter diagnostiziert wird und behandelt werden muss.

Mehrere Studien zeigen eine deutliche Überlebenszeitverlängerung durch ISCADOR®. In einer von R. Grossarth-Maticek (Institut für präventive Medizin, Europäisches Zentrum für Frieden und Entwicklung der Vereinten Nationen, Heidelberg) durchgeführten prospektiven Studie wurde die Wirksamkeit einer langfristigen Behandlung mit ISCADOR® zusätzlich zu den konventionellen Behandlungen wie Operation, Bestrahlung und Chemotherapie untersucht. Mit einer Dauer von 25 Jahren handelt es sich dabei um eine außerordentlich langfristige Studie.

Die Wirksamkeit der ISCADOR®-Behandlung wurde anhand von 622 Patienten-Paaren untersucht, die in Bezug auf Alter, Geschlecht, Tumorart und Tumorstadium sowie sonstiger medizinischer Behandlung, außer eben ISCADOR®, exakt vergleichbar waren; man spricht hier von »match pairs«. Dies bedeutet, dass es in jedem solchen Paar einen Patienten gab, der komplementär zur konventionellen Behandlung eine ISCADOR®-Therapie erhielt, während der entsprechende »gematchte« Partner mit denselben konventionellen Therapien behandelt wurde, jedoch ohne irgendeine Misteltherapie zu erhalten.

Für die mit ISCADOR® behandelten Patienten wurde eine signifikante Verlängerung der durchschnittlichen Überlebenszeit über alle Tumorarten hinweg von rund 40 Prozent nachgewiesen. Eine Auswahl der Durchschnittswerte für die untersuchten Krebsarten zeigt, dass eine Wirkung beim Rektumkarzinom, beim Kolonkarzinom, beim Mammakarzinom in den verschiedenen Tumorstadien, beim Magenkarzinom und beim Bronchialkarzinom erreicht werden konnte.

Die Verlängerung der Überlebenszeit beim Mammakarzinom mit Fernmetastasen betrug 42 Prozent, beim Mammakarzinom mit axillären Metastasen rund 50 Prozent, beim Mammakarzinom ohne Metastasen rund 21 Prozent.

In zwei weiteren prospektiven Studien (38 randomisierte match pairs und 84 nicht-randomisierte match pairs) wurden hinsichtlich der ISCADOR®-Gruppe im Verhältnis zur Kontrollgruppe auch in Bezug auf Lokalrezidive, axilläre Metastasen, Fernmetastasen und Überlebenszeit in der ISCADOR®-Gruppe deutlich bessere Ergebnisse erzielt (Grossarth-Maticek und Ziegler 2005).

In einer vom Institut IFAG in Basel unter streng kontrollierten Bedingungen durchgeführten multizentrischen Studie mit 710 ISCADOR®-Patienten und 732 Kontrollpatienten anhand von Archivdaten (sog. retrolektive Kohortenstudie) wurde die Wirksamkeit und Sicherheit von ISCADOR® zusätzlich zur normalen postoperativen Therapie von Patientinnen mit primärem Mammakarzinom ohne Metastasen untersucht (Bock et al. 2004). Bezüglich der Überlebenszeit zeigte sich ein signifikanter Vorteil der ISCADOR®-Gruppe im Verhältnis zur Kontrollgruppe.

In dieser Studie zeigte sich aber auch, dass die Nebenwirkungen der schulmedizinischen Therapie bei rund 58 Prozent lagen, unter einer Misteltherapie reduzierten sich diese Nebenwirkungen auf rund 16 Prozent. Dies spricht dafür, die Misteltherapie parallel zur Bestrahlung und zur Chemotherapie einzusetzen, um die Lebensqualität des Patienten zu verbessern.

Aus einem Übersichtsartikel aus dem Jahre 2000 (Stein und Berg 2000) geht hervor, dass die Sicherheit von Mistelpräparaten generell als sehr hoch einzuschätzen ist. Die öfter aufgetretenen Lokalreaktionen am Injektionsort gehören nicht zur unerwünschten Arzneimittelwirkung, da es sich um Hinweise auf die Wirksamkeit der Misteltherapie handelt und sie zur Therapie mit dazugehören und umso geringer ausfallen, je länger der Patient ISCADOR® spritzt.

Systemische unerwünschte Arzneimittel-Nebenwirkungen gab es in weniger als 3 Prozent, die einen gesicherten Zusammenhang mit der ISCADOR®-Therapie haben. Der Schweregrad dieser Nebenwirkungen wurde als leicht oder mäßig beschrieben und dauerte höchstens eine Woche. Im Vergleich zur Kontrollgruppe gab es in der ISCADOR®-Gruppe in beiden Studien keine Tumorstimulation, das heißt es konnten keine signifikanten und/oder relevanten Unterschiede in den beiden Gruppen bei Progressionen des Primärtumors, Metastasen mit neuen Lokalisationen oder neuen Tumoren an anderen Lokalisationen festgestellt werden.

Mit diesen Ergebnissen kann die ISCADOR®-Therapie als wirksam, sicher und gut verträglich eingestuft werden.

Grossarth-Maticek hat auch Studien zur Lebensqualität und Selbstregulation vorgelegt.

Es ist eine häufige Erfahrung, dass durch eine ISCADOR®-Behandlung nicht nur ein günstiger Einfluss auf den äußerlich medizinisch feststellbaren Verlauf der Krankheitsparameter nachgewiesen werden kann, sondern dass es auch eine positive Auswirkung auf die psychisch-mentale Ebene hat. Im Sinne des anthroposophischen Menschenbildes handelt es sich dabei um eine Anregung der harmonisierenden Kräfte des Ätherleibes sowie um eine Wirkung auf den Astralleib und die Ich-Organisation, die dem Patienten helfen, die Tumorerkrankung zu überwinden; ich verweise hier auf das Kapitel über das Mammakarzinom aus anthroposophischer Sicht.

Grossarth-Maticek ist es im Rahmen seiner Studie gelungen, dies auch mit statistischen Methoden wissenschaftlich nachzuweisen. Mit Hilfe eines Fragebogens wird hierfür die so genannte »Selbstregulation« der Patienten bestimmt (siehe dazu Grossarth-Maticek et al. 2004). Eine hohe Selbstregulation bedeutet ein hohes Maß an Fähigkeit, die eigenen Ziele, Motive und Wünsche zu verwirklichen. Sie bedeutet auch, dass man sich von Misserfolgen nicht entmutigen lässt, sondern nach neuen Mitteln und Wegen sucht, um sich seinen eigenen Weg zu gestalten und sich selbst zu verwirklichen. All das geht einher mit der Fähigkeit, das eigene Leben so zu gestalten, dass man geistig-seelisch-körperliches Wohlbefinden, innere Zufriedenheit und Ruhe sowie Lust und Interesse am Leben erlebt.

In allen Studien, in welchen die Selbstregulation zweimal nach drei oder zwölf Monaten erhoben wurde, ergab sich eine auch meist statistisch signifikante Steigerung in der ISCADOR®-Gruppe im Vergleich zur Kontrollgruppe (vgl. Grossarth-Maticek et al. 2001, Grossarth-Maticek und Ziegler 2005).

Dabei wurde gezeigt, dass die Selbstregulation mit der Überlebenszeit korreliert.

Unter 622 Patienten-Paaren mit verschiedenen Tumoren gab es 175 Paare mit identischer Selbstregulation beim Erstinterview. Es zeigte sich, dass eine ISCADOR®-Behandlung bei Patienten mit hoher Selbstregulation im Durchschnitt deutlichere Auswirkungen auf die Überlebenszeit hat als bei Patienten mit weniger guter Selbstregulation (Grossarth-Maticek et al. 2004).

Diese Resultate verdeutlichen, dass durch eine ISCADOR®-Behandlung nicht nur eine Lebensverlängerung und eine Milderung von krankheitsbedingten Symptomen erreicht werden kann, sondern dass auch die Fähigkeit der Patienten gesteigert wurde, ihre eigenen Ziele und Wünsche vermehrt in die Realität umzusetzen, was wiederum ihr allgemeines Wohlbefinden und ihre Lebensfreude erhöhte.

Immerhin konnte bei einer sehr guten Selbstregulation die Überlebenszeit durch ISCADOR® um 50 Prozent gesteigert werden, während bei einer schlechten Selbstregulation die Überlebenszeit nur um 5 bis 6 Prozent verlängert wurde.

26. Praktische Misteltherapie

Im Folgenden soll die praktische Misteltherapie vorgestellt werden vom Injektionsrhythmus über die Wirtsbaumwahl, dem Immunmonitoring bis hin zu den Kombinationen mit der schulmedizinischen Therapie.

Die Mistel als Injektionspräparat

Das Mistelpräparat ISCADOR® wird als subkutane Injektion in einem rhythmischen Ablauf und in einer ansteigenden Dosierung mehrmals pro Woche injiziert, in der Regel dreimal, mit regelmäßigen Pausen nach der 7. oder 14. Injektion.

Alle Patienten können diese Injektion selbst lernen; von 800 Patienten, die wir augenblicklich in unserer Praxis betreuen, gibt es nur eine einzige Patientin, die zur Injektion kommt, da sie wegen rheumatischer Probleme mit dem Aufziehen der Spritze nicht zurechtkommt.

Die Injektion sollte vorzugsweise morgens gegeben werden, da die Mistel die Temperaturreaktion anregt und man in die physiologisch ansteigende Temperaturkurve hineinspritzen sollte. Wichtiger aber als die morgendliche Gabe ist die Frage, ob nach der Mistelinjektion mindestens 30 Minuten Ruhe vorhanden ist, in der die Resorption des Medikamentes durch den Organismus erfolgen kann. In den meisten Familien herrscht morgens ein »strukturiertes Chaos«, bis der Ehemann oder die Kinder oder beide aus dem Haus sind. Es ist deshalb die Frage, ob in dieses Chaos hinein oder auch kurz vor Beginn der eigenen Berufstätigkeit die Mistel injiziert werden sollte. In diesen Fällen haben wir unseren Patienten empfohlen, die Injektion vor dem Zubettgehen durchzuführen. Dann ist auf jeden Fall am meisten Ruhe gegeben. Nur ganz wenige Patienten (unter 1 Prozent) leiden dann unter Schlaflosigkeit, da die Misteltherapie ja aktivitätsfördernd ist. Wir haben diese Reaktion jedoch äußerst selten gesehen und dann doch auf die morgendliche Gabe wieder umstellen müssen.

In der Praxis gehen wir so vor, dass beim ersten Mal dem Patienten durch meine Arzthelferinnen die Injektion gezeigt wird, mit der zweiten Injektion beginnt er mit der Selbstinjektion unter Aufsicht, beim dritten Mal kann er entscheiden, ob er es schon allein machen will oder ob noch einmal eine Kontrolle erfolgen soll. Spätestens ab der vierten Injektion kann die Therapie völlig allein durchgeführt werden.

Das Aufziehen der Ampulle ist relativ einfach, wenn man die Ampulle am farbigen Punkt öffnet. Dazu hält man den farbigen Punkt nach oben und knickt die Ampulle mit leichtem Druck nach hinten.

ISCADOR® wird aus der Ampulle über die Nadel in die Spritze aufgezogen, der Winkel zwischen Ampulle und Nadel sollte etwa 60° betragen, damit die gesamte ISCADOR®-Menge der Ampulle aufgenommen wird.

Vor der Injektion sollte die meiste überschüssige Luft aus der Spritze entfernt werden. Dazu wird die Spritze senkrecht mit der Nadel nach oben gehalten. Luftblasen, die sich am Boden der Spritze befinden, können durch leichtes Klopfen auf die Spritze nach oben befördert und dann durch langsames Drücken des Stempels entfernt werden.

Es ist jedoch nicht schlimm, wenn etwas Luft mit injiziert wird, da wir ja nicht in Gefäße, sondern in das Gewebe injizieren und die Luft dort nicht störend wirkt und wieder resorbiert wird.

Die Injektionsstelle wird vom Arzt bestimmt. Die Injektion erfolgt nach Desinfektion etwa 45° zur Hautoberfläche in eine Hautfalte, meistens im Bereich des Bauches. Man wähle zum Beispiel den Bauchnabel als Mittelpunkt, halte zum Bauchnabel drei Finger breit Abstand und injiziere im Uhrzeigersinn jeden zweiten Tag an eine andere Stelle, sodass keine lokalen Reaktionen auftreten können. Nach dem Einstich wird mit dem Stempel die ganze Flüssigkeit hineingedrückt, danach kann die Nadel wieder entfernt werden. Mit den entsprechend feinen Nadeln ist die Injektion nicht schmerzhaft.

Nach der Injektion kann es zu einer Temperaturerhöhung von $1/2$ bis 1 °C kommen, die sich innerhalb von 24 Stunden wieder normalisiert. Sie ist Ausdruck einer Immunstimulation und hat einen erwünschten Effekt.

Um die Injektionsstelle kann es zu einer entzündlichen Reaktion kommen mit einer deutlichen Rötung der Haut. Hier handelt es sich bei den anfänglichen Injektionen um eine erwünschte Reaktion, die anzeigt, dass der Organismus sich mit dem Medikament auseinander setzt. Es können eventuell auch eine Druckempfindlichkeit und etwas Juckreiz auftreten. Sollte die Rötung 3 bis 5 cm überschreiten, muss mit dem behandelnden Arzt Kontakt aufgenommen werden, der in der Regel die Dosierung halbiert, um den Patienten etwas schonender an die Mistelinjektion zu gewöhnen.

Nach durchschnittlich 10 Stunden ist die Lokalreaktion flacher geworden, nach 24 Stunden ist sie meistens völlig verschwunden.

Sollte die Injektionsstelle eine zu große Rötung aufweisen trotz Dosisreduktion, sollte Combudoron®-Gel angewendet werden, eine Salbe mit pflanzlicher Zusammensetzung der Firma Weleda, die sich auch bei Brandwunden bewährt hat und nach der Injektion aufgetragen wird. Besonders günstig ist es, dieses Gel im Kühlschrank zu haben, weil es dann auch noch eine kühlende Wirkung hat.

Man muss damit rechnen, dass ungefähr 50 Prozent der Patienten eine solche Entzündungsreaktion haben, weitere 30 Prozent haben eine leichte Rötung. Ganz wenige Patienten bekommen eine richtige Schwellung und eine Knotenbildung, die über Wochen bestehen bleibt, sich aber in allen Fällen bislang zurückgebildet hat.

Wir empfehlen den Patienten meistens, dreimal in der Woche zu injizieren, und bevorzugen die Tage Montag, Mittwoch und Freitag. Der Sinn liegt darin, dass Patienten gerne am Wochenende etwas unternehmen und wegfahren und es nicht sehr günstig ist, dann alle Spritzmaterialien mitnehmen zu müssen.

Mit dem Arzt ist abzusprechen, ob bereits nach 7 Injektionen eine Pause durchgeführt wird oder ob diese Pause nach 14 Injektionen einzuhalten ist, wie dies der Hersteller empfiehlt. Die Länge der Pausen wird von der Immunlage des Patienten bestimmt.

Wirtsbaumwahl

Wie wir weiter oben ausgeführt haben, prägt der Wirtsbaum die Mistelinhaltsstoffe. Das ist verständlich, da die Mistel ja Anschluss an die Leitungsbahnen des Wirtsbaumes gefunden hat und der Wirtsbaum ihn mit der entsprechenden Ernährung versorgt.

Empirisch hat sich erwiesen, dass beim Mammakarzinom vor der Menopause ISCADOR®-M eingesetzt werden sollte, die Apfelbaummistel, nach der Menopause das ISCADOR®-P, die Kiefernmistel.

ISCADOR® ist das einzige Mistelpräparat, das mit Metallzusätzen geliefert wird, die in einer Konzentration je 0,01 µg auf 100 mg Viscum album dosiert sind. Für den Einsatz beim Mammakarzinom kommen das Silbercarbonat und das Quecksilbersulfat in Betracht. Hierbei ist wichtig, die Patienten darüber aufzuklären, dass es sich nicht um eine Quecksilberquelle handelt, sondern das Präparat in einer Dosierung von einer D8 vorliegt, also in einer rein homöopathischen Konzentration, die nicht zu einer Quecksilber-Intoxikation führen kann. Das ist deshalb wichtig, weil Patienten mit Krebserkrankungen oft eine Amalgam-Sanierung haben durchführen lassen und durch die Freisetzung des Quecksilbers aus der Amalgamfüllung eine Immunblockade ausgelöst werden kann.

Der behandelnde Arzt kann wählen, ob er die ISCADOR®-Sorten Mali und Pini ohne oder mit Metallzusätzen dem Patienten verordnen möchte.

Sinn der Metallzusätze ist es, die Wirkung der Mistelpräparate auf das entsprechend erkrankte Organgebiet hinzulenken. Es ist aus der homöopathischen und der anthroposophischen Medizin bekannt, dass sowohl das Quecksilbersulfat als auch das Silbercarbonat eine Beziehung zu den Geschlechtsorganen hat.

Darüber hinaus gilt, dass beim Silber das therapeutische Silberprinzip angewendet wird, wobei wir davon ausgehen, dass Silber eine belebende Wirkung hat; es strukturiert die Aufbauprozesse der Regeneration und Reproduktion und regelt das Verhältnis des Ätherleibes zum physischen Leib.

Wir setzen deshalb die Kombination der Apfelbaummistel mit dem Silber vor der Menopause ein. Um die Menopause herum wechseln wir das Präparat und therapieren mit ISCADOR® M cum Hg, also jetzt mit dem Quecksilberzusatz. Das Quecksilberprinzip ist das merkurielle Prinzip. Dafür gilt: Fremdes eingliedern, Gesamtorganismus stärken, vermitteln, harmonisieren und ausgleichen.

Nach der Menopause wird auf ISCADOR® P cum Hg gewechselt, weil auch hier jetzt die harmonisierenden und den Gesamtorganismus stärkenden Kräfte wichtig sind.

Ob man diese Metallzusätze mitverwenden möchte oder ob man die reinen Mistelpräparate M und P benutzt, bleibt dem behandelnden Arzt überlassen. Erfahrene Ärzte sagen jedoch aus, dass die Kombination mit den Metallzusätzen zu einer deutlichen Verstärkung der Therapie führen kann.

Ganz wichtig ist es, dass auch junge Patientinnen vor der Menopause, aber unter Bestrahlungstherapie oder Chemotherapie oder Hormontherapie, behandelt werden wie Patientinnen nach der Menopause, dass also nicht mehr das ISCADOR® M, sondern ISCADOR® P zum Einsatz kommt, denn es wird ja auch aus den Nebenwirkungen deutlich, dass die meisten Patientinnen durch diese Therapien in die Menopause kommen und deshalb auch bei jungen Frauen die Wirtsbaumwahl geändert werden muss. Diese Angaben beruhen auf meinen langjährigen Erfahrungen und müssen somit nicht mit den Herstellerangaben übereinstimmen.

Wir können davon ausgehen, dass mindestens 60 Prozent unserer Patienten auf die genannten Wirtsbäume reagieren; sollten sie dies nicht tun, besteht die Möglichkeit, den Misteldifferenzierungstest anzuwenden, den wir im Anhang angeben. Er zeigt aus der individuellen Reaktion des Patienten, welches Präparat am besten bei ihm wirken könnte. Dabei reagieren manche auch auf Eichenmistelpräparate oder ganz andere Wirtsbäume gut. So gibt es eine ausgeprägte individuelle Reaktion auf Mistelpräparate. Dem noch unerfahrenen Arzt sei jedoch empfohlen, zunächst einmal bei den Serienpackungen entsprechend den Herstellerangaben zu bleiben und die genannten Wirtsbäume einzusetzen.

ISCADOR® Serie oder spezial?

Die ISCADOR®-Präparate gibt es als normale Serienpackungen oder als »Spezialpräparate«.

Die normalen Serienpackungen setzen sich wie folgt zusammen:

- Serie 0 von 0,01 mg bis 1 mg
- Serie I von 0,1 mg bis 10 mg
- Serie II von 1 mg bis 20 mg

Diese Serien sind rhythmisch dosiert, das heißt, sie sind in einer ansteigenden Konzentration in der Packung enthalten, da sich empirisch gezeigt hat, dass dies die größte Reizwirkung für den Organismus darstellt.

Die Spezialpräparate gibt es für das ISCADOR® Qu und das ISCADOR® M . Sie enthalten als wirksamen Bestandteil einen Mistelgesamtextrakt der Eichen- oder Apfelmistel mit definiertem gleich bleibenden Lektingehalt.

Für die ISCADOR®-Spezialpräparate werden besonders lektinreiche Säfte so gemischt, dass eine konstant hohe Anzahl an Lektin im jeweiligen Präparat enthalten ist, wobei sehr hohe Lektinkonzentrationen erreicht werden. Das ISCADOR® Qu 5 mg spezial besitzt den höchsten Lektingehalt überhaupt.

Es erhebt sich nun die Frage, wann ISCADOR® Serien oder wann ISCADOR® spezial eingesetzt werden soll.

In unserer Praxis gehen wir so vor, dass wir postoperativ bei allen Patienten, bei denen keine Metastasen vorliegen, die ISCADOR®-Serienpackungen einsetzen und hierdurch versuchen, eine gute Immunstimulation zu erreichen.

Bei Patientinnen mit Metastasen oder bei Hochrisikopatientinnen, zum Beispiel mit einem G3-Tumor oder mit einer Lymphangiosis carcinomatosa im Tumorbereich oder bei einem hohen Befall der axillären Lymphknoten wählen wir das ISCADOR® M oder Qu 5 mg spezial.

Sollten wir mit den ISCADOR®-Serienpackungen bei den anderen Patienten nicht den gewünschten immunologischen Erfolg erreichen, werden auch hier die ISCADOR® Qu 5 mg und ISCADOR® M 5 mg Spezialpräparate eingesetzt.

Nebenwirkungen

1. Länger anhaltendes Fieber von über 38 °C sollte differenzialdiagnostisch abgeklärt und bis zur Klärung die Misteltherapie ausgesetzt werden.
2. Selten wird von subkutaner Knotenbildung (Granulom) am Injektionsort, größeren Lymphknotenschwellungen und Aktivierung von Entzündungen berichtet.
3. Selten treten allergische oder allergoide Reaktionen auf.
4. Gelegentlich kommt es zu entzündlichen Reizerscheinungen.
5. Ganz selten kann es bei primären Hirn- oder Rückenmarkstumoren oder bei Hirnmetastasen zu einer Hirndruckerhöhung kommen.

Kontraindikationen

Folgende Kontraindikationen liegen vor:
1. bekannte Allergien auf Mistelzubereitungen
2. akut entzündliche bzw. hoch fieberhafte Erkrankungen über 38 °C
3. aktive Tuberkulose
4. Hyperthyreose mit nicht ausgeglichener Stoffwechsellage
5. primäre Hirn- und Rückenmarkstumore oder intracranielle Metastasen nur unter strenger Indikationsstellung und in geringer Dosis bzw. langsamer Dosissteigerung
6. In Schwangerschaft und Stillzeit ist die Anwendung unter strenger Indikationsstellung möglich. Bisherige Untersuchungen haben keine Schädigung des Embryos gezeigt.

Wechselwirkungen

1. Wechselwirkungen mit anderen Misteln sind nicht bekannt.
2. Eine gleichzeitige Anwendung von ISCADOR® und anderen Immunmodulatoren oder Immunstimulantien, wie zum Beispiel Thymusextrakten, Zytokinen, Vitamin C oder Echinacea-Präparaten, sollte nur nach strenger Indikationsstellung erfolgen, da eine Wechselwirkung im Sinne einer Überstimulation nicht ausgeschlossen werden kann.

Bei allen Zusatztherapien, wie sie hier genannt worden sind, empfiehlt sich die Kontrolle mittels des Interleukin 2-Rezeptors. Wird der Interleukin 2-Rezeptor nicht überstimuliert, das heißt nicht über den mittleren Bereich hinaus, kann auch eine Kombination von ISCADOR® zum Beispiel mit Vitamin C oder Thymuspräparaten stattfinden. Generell würden wir so vorgehen, dass zunächst der Einsatz der Mistelpräparate erfolgt und die mögliche Immunstimulation festgestellt wird. Sollte sie gut sein, ist eine weitere Stimulation durch andere Präparate nicht notwendig, da ein gutes Immunsystem nicht weiter getopt werden kann. Sollte die Immunstimulation unter ISCADOR®-Präparaten nicht ausreichen trotz Wechsel der Präparate, wie wir im Weiteren beschreiben, ist eine Kombination mit anderen Therapien unter einer Immunstimulationskontrolle angezeigt, um eine Überstimulation zu vermeiden.

Blutuntersuchungen

Wir empfehlen eindringlich ein Immunmonitoring zur Kontrolle der Immunstimulation bei unseren Patienten.

Es hat sich gezeigt, dass das alleinige Spritzen von ISCADOR® oder anderen Mistelpräparaten einfach nicht ausreicht, sondern dass bei der Therapie auf die Reaktionslage des Patienten geachtet werden muss, um festzustellen, ob er darauf reagiert. Abgesehen von den Blutuntersuchungen kann eine Wirkung der Misteltherapie an folgenden Reaktionen gesehen werden:

1. Änderung des subjektiven Befindens: Hierunter verstehen wir eine Besserung des Allgemeinzustandes des Patienten. Zunahme von Appetit und Gewicht, Normalisierung von Schlaf, Wärmeempfindung und Leistungsfähigkeit, Aufhellung der Stimmungslage, Besserung der psychischen Befindlichkeit, Zunahme von Lebensmut und Initiativfähigkeit, eventuell Schmerzreduktion.
2. Temperaturreaktion: Eine Erhöhung der Temperaturdifferenz zwischen der morgendlichen und der abendlichen Messung von über 0,5 °C wird angestrebt und ist therapeutisch erwünscht. Hierbei ist wichtig, dass die Temperatur morgens vor dem Aufstehen gemessen wird, am späten Nachmittag zwischen 17 und 18 Uhr sollte nach einer 30-minütigen Liegephase erneut rektal oder unter der Zunge gemessen werden. Diese genauen Bedingungen der Temperaturmessung sind notwendig, um die so genannte Bewegungstemperatur von der Temperaturerhöhung durch Mistelpräparate unterscheiden zu können.
3. Immunologische Reaktion: Die Besserung des immunologischen Status, wie wir sie im Weiteren ausführen werden, sollte beachtet werden. Dies ist nur möglich, wenn auch vor Beginn der Therapie bestimmte Blutuntersuchungen durchgeführt wurden.
4. Lokale Entzündungsreaktion: Die lokale, oben beschriebene Entzündungsreaktion ist während der ersten Packungen therapeutisch erwünscht, da sie anzeigt, dass der Patient sich mit der Therapie auseinander setzt. Bei Reaktion über 3 bis 5 cm, wie beschrieben, Dosisreduktion.

Wichtig ist insbesondere, dass der behandelnde Arzt sich vor Beginn der Therapie darüber im Klaren ist, welche Parameter er zur Überwachung der Therapie heranziehen möchte.

Wird zum Beispiel die Misteltherapie bei einem Patienten in einem metastasierenden Stadium und beim Vorhandensein von großen Schmerzen eingesetzt, so ist es nicht sinnvoll, auf die Immunstimulation Wert zu legen, sondern die Verbesserung der Lebensqualität wäre ein ausreichendes Hinweiszeichen darauf, ob die Stimulation ausreichend ist. Das heißt, es wird so lange die Dosierung erhöht oder aber der Wirtsbaum gewechselt, bis der gewünschte Effekt eingetreten ist.

So kann in einem weit fortgeschrittenen Stadium die Besserung des Allgemeinbefindens, die Aufhellung der Stimmungslage, die Verbesserung des psychischen Befindens oder aber die Schmerzreduktion ein Kriterium für die richtige Dosierung sein.

Bei allen anderen Patienten führen wir aber zur Überwachung der Immunaktivität ein Untersuchungsprogramm durch, das wir im Folgenden näher ausführen werden. Es hat sich gezeigt, dass ohne solche Untersuchungen bis zu 80 Prozent der Patienten bezüglich ihrer Misteltherapie unterdosiert sind, ganz wenige sind überdosiert. Insgesamt haben aber über 80 Prozent der Patienten ohne dieses Immunmonitoring keine suffiziente Misteltherapie und profitieren nicht von dem vollständigen Benefit, der damit eigentlich möglich wäre.

Die durchzuführenden Blutuntersuchungen sind relativ einfach, sie bestehen zunächst aus dem Differentialblutbild mit Bestimmung der Leukozyten, Lymphozyten und der eosinophilen Granulozyten sowie aus dem Interleukin 2-Rezeptor (CD25). Es handelt sich dabei um einen Minimalstatus, der im Durchschnitt Kosten von ca. 30 € pro Untersuchung verursacht. Diese Kosten werden von den gesetzlichen Krankenkassen getragen, da sie zur Dosierungsfindung notwendig sind.

a) Blutuntersuchungen ohne gleichzeitige Chemotherapie oder Bestrahlung

Hier streben wir einen Zielwert der Leukozyten von 6000, der Lymphozyten von 2000 und der eosinophilen Granulozyten von 400 an, der Interleukin 2-Rezeptor sollte in der Mitte des Normbereiches liegen, also je nach Untersuchungstest bei ca. 2500 oder bei 600.

Es handelt sich also um Zielwerte. Bei den meisten Tumorpatienten werden wir feststellen, dass die Leukozyten unter 4000, die Lymphozyten unter 800 und die eosinophilen Granulozyten unter 100 sind, beim Interleukin 2-Rezeptor haben wir durchschnittliche Werte zwischen 500 und 1000 vor Beginn einer Therapie.

Alle diese Parameter sollen während der Therapie ansteigen und wir therapieren so lange – unter Veränderung der Dosierung, wie wir es im Folgenden beschreiben werden –, bis die genannten Zielwerte erreicht sind.

b) Blutuntersuchungen während gleichzeitiger Chemotherapie oder Bestrahlung

Hier müssen die Zielzahlen modifiziert werden. Wir gehen hier von 4000 Leukozyten, 1500 Lymphozyten und 300 eosinophilen Granulozyten aus. Der Interleukin 2-Rezeptor soll auch hier im mittleren Normbereich, also 2500 oder 600, betragen.

Die Leukozyten werden deshalb bestimmt, weil sie ja die Hauptabwehrzellen sind, unter deren Untergruppen sich die spezialisierten Abwehrzellen verbergen. Die Lymphozyten trennen sich in ihre verschiedenen Untergruppen auf, so zum Beispiel in die T-Helfer- und die T-Supressorzellen und weitere Untergruppen. Die eosinophilen Granulozyten sind archaische Abwehrzellen, die zunehmend an Bedeutung gewinnen, wie wir weiter oben ausgeführt haben.

Lange haben wir versucht, zusätzlich zum Differentialblutbild einen Immunparameter zu finden, der die Aktivierung des Immunstatus des Patienten anzeigt. Die Durchführung eines vollständigen Immunstatus würde heute um die 250 € kosten und lässt sich in unserer heutigen Kostensituation nicht mehr verantworten. Nach Auszählung von über 2000 Krebspatienten sind wir zu dem Schluss gekommen, dass der Interleukin 2-Rezeptor verlässlich die Stimulation des Immunsystems anzeigt und routinemäßig zur Überprüfung unserer Patienten gemacht werden kann. Er kann von jedem größeren Labor durchgeführt werden, ist relativ preisgünstig (um die 25 €) und sehr treffsicher. Im Durchschnitt zeigen Patienten vor Beginn der Misteltherapie Zahlen um die 800 Interleukin 2-Rezeptoren, diese sollen bis in den Normbereich gesteigert werden.

Diese Blutuntersuchungen sind das Minimalprogramm, das durchgeführt werden sollte.

Zusätzlich machen wir in unserer Praxis den *Misteldifferenzierungstest,* um festzustellen, auf welches Mistelpräparat der Patient am besten reagiert. Der *Eosinophilen-Funktionstest EFT* beschreibt uns darüber hinaus, ob die vorhandenen Immunzellen aktiviert oder nicht aktiviert sind. Er wird wie Schulnoten bewertet von Note 1 = sehr gut bis Note 6 = sehr schlecht. Ziel ist, einen Wert von 2 bis 2,5 zu erreichen. Im Durchschnitt haben Tumorpatienten vor Beginn der Therapie einen Wert zwischen 5 und 6, also mangelhaft bis sehr schlecht.

Wenn die Leukozyten, Lymphozyten und eosinophilen Granulozyten und der Interleukin 2-Rezeptor planmäßig ansteigen, haben wir eine ca. 80-prozentige Aussage darüber, dass das Immunsystem des Patienten aktiv gesteigert wurde und dies auch eine klinische Relevanz hat. Bei 20 Prozent der Patienten versagen diese Immunparameter, zum Beispiel weil der Rezeptor des Interleukin 2, der, wie oben ausgeführt, aus zwei Ketten besteht, nicht mehr passend ist, sich strukturell verändert und so die Menge der vorhandenen Interleukin 2-Rezeptoren nichts mehr über die Funktion aussagt.

Durch den Einsatz des EFT-Tests können wir diese Lücke schließen und die Anzahl der aktiven Immunzellen abschätzen.

Weitere Immununtersuchungen sind nicht notwendig. Das ganze Programm ist relativ einfach und kann problemlos durchgeführt werden. Bei allen unseren onkologischen Patienten wird ja im Rahmen der Therapie und der Nachsorge ohnedies ein Differentialblutbild gemacht. Es wären also zusätzlich nur noch der Interleukin 2-Rezeptor und eventuell der EFT-Test erforderlich.

Präoperative Therapie

Wir würden uns wünschen – und versuchen das auch in unserer Praxis –, dass alle Patienten präoperativ oder vor einer Biopsie eine Misteltherapie erhalten. Ich erinnere nochmals an das oben Ausgeführte, dass zum einen durch eine Biopsie den Tumorzellen Lymph- und Blutgefäße eröffnet werden können und so bereits eine Metastasierung beginnt. Zum anderen zeigen Untersuchungen, dass nach Wegfall des Primärtumors, also nach der Operation, eine deutliche Stimulation der schon abgesiedelten Tumorzellen stattfindet bis hin zu einem messbaren Wachstum bereits vorhandener Metastasen. Diesen Wachstumsschub für abgesiedelte Tumorzellen gilt es präoperativ abzufangen.

Zur präoperativen Therapie bietet sich je nach Alter der Patientin entweder ISCADOR® P oder ISCADOR® M an, das 14 Tage vor der Operation als sogenannte *Initialtherapie* durchgeführt wird.

Es wird dreimal die Woche injiziert, wie oben ausgeführt. Wenn die Zeit drängt und die Operation sehr bald bevorsteht, können auch vier- bis fünfmal wöchentlicher Injektionen vorgenommen werden.

Der Einsatz von ISCADOR® in der Operationsvorbehandlung fördert die Aktivierung der Abwehrkräfte, sodass auch eine bessere und schnellere Rekonvaleszenz erreicht wird. Es hat sich auch gezeigt, dass deutlich weniger Wundheilungsstörungen auftreten, wenn schon präoperativ mit der ISCADOR®-Therapie begonnen wurde.

Auch bei Biopsien haben wir zum Beispiel beim Prostatakarzinom sehr viel weniger Fälle von einer Prostatitis, wenn schon vorher ISCADOR® gespritzt wurde. Das Gleiche gilt für die Stanzbiopsie beim Mammakarzinom.

Postoperative Therapie

Die meisten Patienten kommen postoperativ zur Behandlung. Eventuell wird zu diesem Zeitpunkt schon Chemotherapie oder Strahlentherapie eingesetzt.

Hat die Patientin präoperativ noch keine Misteltherapie erhalten, setzen wir postoperativ zunächst die so genannte Initialtherapie ein, indem zwei Packungen ISCADOR® P oder M ohne Metallzusatz gespritzt werden. Diesen zwei Packungen folgen 7 Tage Pause. Jetzt muss geklärt werden, ob eine Therapie mit den ISCADOR®-Serienpackungen oder mit ISCADOR® spezial gemacht wird.

Bei ISCADOR® spezial erfolgt immer nach der Initialtherapie, also nach 14 Tagen Serie 0 und 7 Tagen Pause, die Verordnung von ISCADOR®-M 5 mg spezial, insbesondere beim Mammakarzinom.

Wie oben ausgeführt, wird dieses Spezialpräparat dann eingesetzt, wenn ein schlechtes operatives Ergebnis erzielt wurde, der Tumor sich schon weiter ausgebreitet hat oder bereits Metastasen vorliegen.

Wird die ISCADOR®-Therapie mit Serienpackungen durchgeführt, so folgt der Initialtherapie mit 14 Ampullen Serie 0 eine Pause von 7 Tagen und dann die Erhaltungsphase mit der Serie I, die höher dosiert ist. Zeigt der Patient eine normale Reaktion, wird diese Serie zur Dauertherapie, reagiert er sehr heftig, zum Beispiel mit massiver starker Rötung oder mit einer Überstimulation im Bereich der Blutwerte, wird die Dosis reduziert und noch einmal auf die Initialtherapie mit Serie 0 zurückgegangen. Ist keine Reaktion festzustellen, geht man auf Serie II über. Zeigt sich bei Serie II eine normale Reaktion, wird Serie II als Dauertherapie eingesetzt, bei einer Überreaktion wird wiederum auf Serie I reduziert. Reagiert der Patient nicht auf die Serie II, dann wird auf ISCADOR® M 5 mg spezial umgestellt und die weitere Entwicklung beobachtet. Erfolgt auch hier keine Reaktion, muss die Sorte gewechselt werden. Haben wir zum Beispiel mit ISCADOR® M begonnen, setzen wir jetzt ISCADOR® P als weiteres Mistelpräparat ein, beginnen aber wiederum mit der Initialtherapie für 14 Ampullen und steigern dann wieder unter Beobachtung der Reaktionslage von Serie I bis Serie II. Erreichen wir auch hierdurch keine Immunstimulation, muss zum Beispiel auf ISCADOR® Qu übergegangen und noch einmal mit Serie 0 begonnen werden. Eventuell kann dann bis zum Einsatz von ISCADOR® Qu 5 mg spezial therapiert werden.

Ist auch dann keine Reaktion zu erzielen, sollte ein Misteldifferenzierungstest gemacht werden, der anzeigt, ob es überhaupt noch ein wirksames Mistelpräparat für diesen Patienten gibt.

Noch einmal sei betont, dass es wichtig ist, die Reaktionslage des Patienten zu betrachten.

Haben wir also definiert, dass wir eine Lebensqualitätssteigerung für den Patienten erreichen möchten, beginnen wir mit zweimal Serie 0 und gehen dann auf Serie I über. Ist die Lebensqualitätssteigerung, die wir erzielen wollen, zum Beispiel die Schmerzreduktion, mit Serie I befriedigend, bleiben wir als Erhaltungsphase bei dieser Serie I. Zeigt sich kein Erfolg, gehen wir auf Serie II über oder eventuell auf das ISCADOR® spezial. Wenn wir eine Immunstimulation anstreben, machen wir zu Beginn der Therapie ein Differenzialblutbild und den Interleukin 2-Rezeptor. Nach sechs bis acht Wochen, das heißt nach zweimal Serie 0 und zweimal Serie I, kontrollieren wir, ob die Blutwerte sich so verändert haben, dass sie den Zielwerten gleichen, wie wir sie weiter oben definiert haben. Haben wir dies mit Serie I erreicht, bleibt Serie I die Erhaltungsdosis; zeigt sich ein zu rascher Anstieg der Blutwerte, wird wieder reduziert; gibt es keine Reaktion, wird auf Serie II übergegangen und nach weiteren acht Wochen bis drei Monaten, je nach Progression der Tumorerkrankung, erneut kontrolliert. Zeigt Serie II ein gutes immunologisches Bild, wird Serie II als Dauertherapie behalten. Erfolgt eine Überreaktion, wird auf Serie I reduziert oder zwischen Serie I und 2 abgewechselt. Ist keinerlei Reaktion festzustellen, wird der Versuch gemacht, auf ISCADOR® M oder Qu 5 mg spezial überzugehen.

Haben wir auch hierbei keine Immunstimulation zu verzeichnen, muss auf eine andere Sorte gewechselt werden, wie es weiter oben beschrieben worden ist. Auch hierunter ist wieder die Kontrolle der Immunparameter und eventuell ein weiterer Wechsel der Sorte erforderlich.

Es handelt sich also um ein einfaches Schema, bei dem jedoch definiert werden muss, was wir erreichen wollen – entweder Lebensqualitätsverbesserung oder Immunstimulation.

Bei der Immunstimulation ist es wichtig, vorher eine Analyse durchzuführen, um einen Ausgangswert zu haben. Nur damit können wir sehen, ob unser Patient wirklich auf die entsprechende Therapie reagiert.

Es sei noch einmal darauf hingewiesen, dass viele Patienten unterdosiert sind, weil keine Blutuntersuchungen gemacht werden und nach der Serie 0 auf Serie I übergegangen wird und diese einfach langjährig beibehalten wird, ohne zu prüfen, ob der individuelle Patient noch darauf reagiert.

Generell können wir davon ausgehen, dass ein Patient bis zu zwei Jahren auf ein Mistelpräparat reagiert. Spätestens danach beginnt der Körper, die vorhandenen pflanzlichen Eiweiße, die ja reichlich in der Mistel enthalten sind, zu blockieren und Abwehrstoffe zu entwickeln. Erfahrungsgemäß schadet die Misteltherapie dann dem Patienten nicht, sie bringt aber auch keine therapeutische Wirkung mehr. Es muss deshalb spätestens nach zwei Jahren gründlich geprüft werden, ob die jeweilige Mistel bei dem individuellen Patient noch immunstimulierend wirkt, eventuell muss dann gewechselt werden.

Wie lange muss therapiert werden?

Wir gehen normalerweise davon aus, dass in den ersten zwei Jahren nach der Initialtherapie und der ersten Serien- oder der Spezialtherapie, wie oben beschrieben, nur ein bis zwei Wochen Pause nach jeweils 14 Injektionen gemacht werden. Dies ist auch abhängig vom Tumorstadium des Patienten und wird im nächsten Kapitel besonders erläutert werden.

Insgesamt muss man aber auch den Patienten darauf aufmerksam machen, dass er sich auf eine langfristige Therapie einrichten muss. Untersuchungen gerade beim Mammakarzinom haben gezeigt, dass der Mistelextrakt mindestens drei Jahre gespritzt werden muss. Weniger als drei Jahre Therapiedauer zeigt lediglich die gleichen Ergebnisse wie bei einer Kontrollgruppe, die nicht mit Mistel behandelt worden ist. Bei einer Therapiedauer um die fünf Jahre werden die besten Ergebnisse erzielt. Wir gehen so vor, dass wir, wie oben ausgeführt, die ersten zwei Jahre sehr intensiv therapieren und Pausen nur nach Immunkontrollen einlegen. Mit Beginn des dritten postoperativen Jahres, unter der Voraussetzung, dass keine neuen Tumorprozesse aufgetreten sind, werden dann weitere Pausen eingelegt, indem jeweils 14 Ampullen gespritzt und dann zwei, drei, vier oder sogar fünf Wochen Pause gemacht werden. Im fünften postoperativen Jahr werden lediglich im Frühjahr und im Herbst zwei oder drei Serien à 14 Ampullen verabreicht.

Dies immer unter der Voraussetzung, dass trotz der eingelegten Pausen die Immununtersuchungen (Differentialblutbild und Interleukin 2-Rezeptor, evtl. EFT) gut geblieben sind. Sollten sich hier Einbrüche im Bereich des Immunsystems zeigen, wird wiederum intensiver therapiert, das heißt die Dauer der Pausen wird verkürzt.

Nach dem fünften Jahr muss überlegt werden, wie hoch das Risiko des Patienten bezüglich einer Metastasierung oder eines Rezidives ist; danach wird die weitere Therapie bestimmt.

In der Regel hat man nach fünf Jahren Pausen von fünf bis sechs Wochen Dauer erreicht. Zeigt sich nach sechs Wochen Therapiepause kein Einbruch der immunologischen Daten, kann mit der Injektion aufgehört werden. Wir bieten den Patienten dann vier- bis sechsmonatliche Nachkontrollen an und würden erst dann wieder mit der Misteltherapie beginnen, wenn sich entsprechende schlechtere immunologische Werte einstellen.

Es sei aber darauf hingewiesen, dass die Metastasierung insbesondere beim Mammakarzinom bestimmten Rhythmen unterliegt. So ergibt sich eine besondere Häufung nach vier, sieben und elf Jahren. Hier würden wir insbesondere sehr genau aufpassen, wie die Immunlage unserer Patientinnen sich verhält.

Weiterhin würden wir immer dann wieder mit der Misteltherapie beginnen, wenn der Patient unter besonderen Schicksalsschlägen leidet, wie zum Beispiel Verlust des Ehepartners, Verlust des Arbeitsplatzes, Mobbing am Arbeitsplatz oder insgesamt Schicksalsschläge, die er im Sinne der Psychoneuroimmunologie nicht schnell verarbeiten kann. Es gibt genügend Untersuchungen, die nachweisen, dass zu diesem Zeitpunkt gehäuft Metastasierungen oder Rezidive auftreten. Um dies abzufangen, besprechen wir mit den Patienten, dass sie sich bei solchen Schicksalsschlägen melden und wiederum mit der Misteltherapie und der Immunkontrolle begonnen wird.

In einem metastasierenden Stadium, bei dem die Lebensqualität im Vordergrund steht, würden wir so lange therapieren, wie der Patient unserer Meinung nach davon profitiert. Es hat sich in solchen Fällen gezeigt, dass die Stimulation der Betaendorphine zu einem besseren Wohlbefinden und zu einer deutlichen Schmerzreduktion führen und auch der Erschöpfungszustand in Grenzen gehalten werden kann, sodass viele Patienten bis kurz vor dem Tode von der Misteltherapie profitieren.

Gleichzeitig mit der Chemotherapie

Viele Onkologen sind der Meinung, dass eine gleichzeitige Misteltherapie während der Chemotherapie nicht indiziert sei, und stellen insbesondere die Temperaturreaktion unter ISCADOR® infrage. Bei einer Chemotherapie würde unter Auftreten von Fieber – in einem solchen Fall fälschlicherweise – sofort ein Antibiotikum gegeben, um die Infektionslage des Patienten zu verbessern. Deshalb sei eine gleichzeitige Misteltherapie nicht zu verantworten.

Hierzu muss gesagt werden, dass unter einer gleichzeitigen Chemotherapie oder Bestrahlungsbehandlung oder Antikörpertherapie oder aber auch bei Einnahme von Schmerzmedikamenten unter ISCADOR® bei den handelsüblichen Dosierungen keine messbare Fieberreaktion stattfindet; nur bei ISCADOR®-Infusionen würde dies der Fall sein können.

Es ist deshalb ohne weiteres möglich, die ISCADOR®-Therapie mit der Chemotherapie zu verbinden. Es ist nach meiner Sicht sogar dringend notwendig, die Chemotherapie um die Misteltherapie zu ergänzen. Dies hat folgende Gründe:

1. Die Chemotherapie führt in der Regel zu einer Immundepression, die ausgeglichen werden muss. Bei vielen Patienten, die unter Chemotherapie stehen, ist die Verordnung von Wachstumsfaktoren für die Leukozyten, um eine Neutropenie zu vermeiden, nicht mehr erforderlich, da die Mistel so stark immunstimulierend ist, dass die Chemotherapie ohne Dosisreduktion durchgeführt werden kann.
2. Fast während jeder Chemotherapie tritt eine unterschiedlich starke Übelkeit auf, die die Lebensqualität der Patienten massiv einschränkt. Viele Untersuchungen zeigen, dass diese Übelkeit unter der Misteltherapie deutlich reduziert wird, viele Patienten brauchen keinerlei Antiemetika während ihrer Chemotherapie, bei anderen kann die Dosis und damit auch die Nebenwirkung deutlich reduziert werden. Eine ganze Reihe von Patienten, bei denen die Sandwich-Technik angewendet wird, das heißt, die drei Chemotherapien vor ihrer Bestrahlung und drei Chemotherapien nach ihrer Bestrahlung erhalten, berichten, dass sie bei den letzten drei Chemotherapien unter einer inzwischen durchgeführten Misteltherapie über keinerlei Übelkeit mehr klagten im Vergleich zu den ersten drei Chemotherapien ohne ISCADOR®. Jeder Arzt weiß, dass normalerweise das Verhältnis umgekehrt ist – je mehr Chemotherapie der Patient erhält, desto höher ist auch die Rate der Übelkeit.
3. Viele Patienten klagen über Schmerzen. In der Regel kann die Schmerzmitteldosis unter einer gleichzeitigen Misteltherapie halbiert werden, sodass zusätzlich zu der durchzu-

führenden Chemotherapie nicht noch weitere stark wirksame Substanzen eingesetzt werden müssen, die den Patienten belasten.

4. Über die Betaendorphin-Stimulation kommt es zu einer Verbesserung der Stimmungslage und des Lebensmutes des Patienten, die unter Chemotherapie normalerweise sehr gelähmt sind. Viele Patienten sind unter den Nebenwirkungen depressiv; hier hilft ihnen diese Stimmungsaufhellung, die sie wieder »Licht am Horizont« sehen lässt.
5. Wichtig ist auch eine Normalisierung des Appetites. Unter Chemotherapie und der Übelkeit ist der Appetit massiv eingeschränkt, die Patienten essen entweder nur sehr wenig oder nur noch aufgrund ihrer Vernunft. Hier kann eine Steigerung des Appetites dazu führen, dass der Patient wieder mehr Lebensmut gewinnt und auch seine Substanz behält, um den Kampf gegen die Krebskrankheit zu bestehen.
6. Daraus resultiert auch eine Erhaltung des Körpergewichtes. Eine von uns durchgeführte Untersuchung zeigt, dass die Patienten in der Regel unter Chemotherapie zwischen 5 und 7 kg abnehmen, unter einer gleichzeitig durchgeführten Misteltherapie jedoch allenfalls 2 bis 3 kg.
7. Weiterhin lässt sich eine Besserung rhythmischer Vorgänge unter einem gleichzeitig verbesserten Schlaf feststellen, der wiederum heilsam für die Patienten ist.

Ein sehr wichtiger Parameter ist die verbesserte Reparaturfähigkeit des Organismus bei Krebspatienten, wie sie von Eva Kovacs beschrieben wird (siehe Literatur). Kovacs hat nachgewiesen, dass durch die chemischen Karzinogene, wie sie ja auch die Zytostatika darstellen, aber auch durch Gammastrahlen, die in der Krebstherapie verwendet werden, Defekte an dem DNA-Doppelstrang entstehen. Bei der Chemotherapie tritt als unerwünschter Nebeneffekt die Alkylierung der DNA-Basen auf, bei den Gammastrahlen sind es hauptsächlich Brüche des DNA-Stranges. Die Therapie des Körpers ist eine Reparatur des Bruches oder ein Herausschneiden des chemisch veränderten DNA-Stranges.

Kovacs hat bei 41 Brustkrebspatientinnen die DNA-Reparaturfähigkeit vor ihrem operativen Eingriff untersucht. 27 Patientinnen – 66 Prozent – hatten exogene Schäden an ihrer DNA im Vergleich zu 3 von 27 der Kontrollen (11 Prozent). Dies zeigt, dass schon präoperativ die Reparaturfähigkeit der DNA bei den Patientinnen gestört war.

In einer weiteren Studie von Eva Kovacs wurde bei 15 Brustkrebspatientinnen die DNA-Reparatur vor der Operation, nach der Operation und drei bis fünf Jahre nach der abgeschlossenen Chemo-/Radiotherapie geprüft. Die Resultate zeigten, dass die Operation die Reparaturfähigkeit der Lymphozyten nicht wesentlich beeinflusst, dagegen führte die Chemo-/Radiotherapie bei allen Patientinnen zu einer Verminderung der Reparaturfähigkeit. Es ist von großer Wichtigkeit, dass die durch Chemo-/Radiotherapie negativ beeinträchtigte DNA-Reparatur drei bis vier Jahre nach dem Abschluss dieser Therapie immer noch nachweisbar war und immer noch Defekte aufwies.

In einer weiteren Studie zeigten Kovacs und Langemann 1991, dass die Lymphozyten von Krebspatienten die DNA-Schäden langsamer reparieren als diejenigen gesunder Personen. Die Chemo-/Radiotherapie führte bei Krebspatienten, die ohnehin eine beeinträchtigte DNA-Reparatur haben, zu zusätzlichen Defekten. Damit besteht die Möglichkeit für eine erhöhte Mutationsrate, die zu einer erneuten Tumorbildung führen kann.

Kovacs hat weiterhin nachgewiesen, dass die DNA-Reparaturfähigkeit einer genetischen Regulation unterliegt. In einer Studie von Kovacs und Almendral 1987 wurde bei 64 Frauen die DNA-Reparaturfähigkeit untersucht. Alle Frauen ohne bisherige Tumoranamnese hatten familiäre Brustkrebsbelastung ersten Grades, das heißt entweder ihre Mutter oder ihre Schwester oder alle beide hatten Brustkrebs. 79 Prozent aller Frauen wiesen Defekte in der DNA-Reparaturfähigkeit auf.

Die Resultate legen eine genetische Regulation der DNA-Reparaturfähigkeit nahe.

Dies wurde auch nachgewiesen durch die Analyse einer Großfamilie mit gehäuften kanzerösen Erkrankungen (Kovacs und Langemann 1988), die zeigte, dass in so genannten Krebsfamilien die DNA-Reparaturfähigkeit genetisch determiniert vermindert ist.

Die Rolle von ISCADOR® als Immunmodulator in der DNA-Reparatur ist seit einigen Jahren Gegenstand verschiedener Untersuchungen. Da ISCADOR® zur erhöhten Produktion verschiedener Zytokine führt, wäre es interessant zu sehen, ob es fähig ist, bei Krebspatienten die beeinträchtigte DNA-Reparatur zu verbessern. In einer In-vitro-Untersuchung wurden dazu von Kovacs et al. 1996 in vitro Lymphozyten von Brustkrebspatientinnen mit Gammastrahlen und Zytostatika geschädigt. Das in vitro zugesetzte ISCADOR® hat die durch diese Noxen verminderte DNA-Reparatur positiv beeinflusst und die Interferon-Gamma-Produktion war durchschnittlich auf das über Zweifache erhöht.

Um diese Resultate zu bestätigen, wurde die Untersuchung auf In-vivo-Verhältnisse erweitert. Dabei hat sich gezeigt, dass die vor der ISCADOR®-Behandlung erniedrigte DNA-Reparaturfähigkeit bei 65 Prozent der behandelten Brustkrebspatientinnen deutlich verbessert wurde. Die Werte waren im Durchschnitt 2,7 mal höher als diejenigen vor der Therapie. Ungefähr 80 Prozent der Patientinnen haben auf die Therapie angesprochen. Einen Monat nach Beginn der ISCADOR®-Therapie haben die Werte bei allen Patientinnen das Niveau der Kontrollen erreicht. Die Zahl der NK-Zellen und der Lymphozyten korrelierte signifikant mit der positiven Veränderung der DNA-Reparaturfähigkeit.

Damit ist geklärt, dass ISCADOR® die DNA-Reparaturfähigkeit bei Patienten mit, aber auch ohne Chemo-/Radiotherapie verbessert. Für den Effekt von ISCADOR® bestehen zwei Interpretationsmöglichkeiten: Entweder werden die enzymatischen Prozesse der DNA-Reparatur beschleunigt oder die Zellen werden von den Schäden geschützt.

In beiden Fällen kann die Zahl der Defekte am Erbgut und damit die Mutationsrate verringert werden. Da gehäufte Mutationen zur Tumorentstehung führen, kann ISCADOR® der Tumorbildung entgegenwirken, respektive der Bildung von Metastasen, kann aber auch die Entstehung eines Zweittumors verhindern.

All dies spricht dafür, ISCADOR® gleichzeitig zur Chemotherapie und Strahlentherapie anzuwenden.

Während der Chemotherapie muss beachtet werden, dass dadurch generell eine Immundepression stattfinden kann. In der Regel werden wir Patienten deshalb mit einer Serie stärker therapieren, als dies vor der Chemotherapie durchgeführt wurde.

Gehen wir davon aus, dass zum Beispiel eine Patientin mit Serie I sowohl eine gute Lebensqualität als auch gute Immunwerte hatte. Wenn jetzt eine Chemotherapie vorgenommen wird, würden wir auf Serie II erhöhen; war die Patientin schon bei Serie II, würden wir ein Spezialpräparat einsetzen. Hat sie bereits das Spezialpräparat erhalten, würden wir den Injektionsrhythmus verändern, zum Beispiel viermal die Woche spritzen oder aber eines der immunstimulierenden Zusatzmedikamente wählen, wie sie im Weiteren beschrieben werden. Hier ist wieder hervorzuheben, dass die Dosierungen auf unseren langjährigen Erfahrungen beruhen und von den Herstellerangaben abweichen können.

Ausnahmen sind chronische, lang fortdauernde Chemotherapien, wie sie zum Beispiel beim Pankreaskarzinom durchgeführt werden. Hier wird ja zum Beispiel Gemzaar® einmal wöchentlich bis zur Progression oder bis zum Tode verabreicht. Dabei kommt es oft zu chronischen Immundefekten, bei denen die Erhöhung der ISCADOR®-Dosis zu einer Überstimulation führen würde. In solchen Ausnahmefällen ist zu prüfen, ob nicht eine Reduktion von Serie I zum Beispiel auf Serie 0 oder von Serie II auf Serie I notwendig ist. Das gilt aber nur für diese Ausnahmen.

Gleichzeitig zur Strahlentherapie

Für die Strahlentherapie gilt das beim Kapitel Chemotherapie Ausgeführte. Insbesondere gilt dies für die Verbesserung der DNA-Reparaturfähigkeit, wie sie von Kovacs nachgewiesen wurde und wie wir sie weiter oben ausführlich beschrieben haben. Auch während der Strahlentherapie hat es sich bewährt, mit einer Serie stärker zu therapieren.

Wichtig ist, dass streng außerhalb des Bestrahlungsfeldes gespritzt wird. Eine Injektion in das Bestrahlungsfeld kann große Indurationen, Rötungen und allergische Reaktionen auslösen.

Eine Injektion außerhalb des Bestrahlungsfeldes führt zu einer Verbesserung der Immunlage und zu allen positiven Erfolgen, wie wir sie bereits unter der Chemotherapie dargestellt haben.

Bei der Strahlentherapie, insbesondere bei der Bestrahlung im Kopf-Hals-Bereich oder im Blasen- und Magen-Darm-Bereich, ist noch festzustellen, dass die entzündlichen Reaktionen der Schleimhaut bei einer gleichzeitigen Misteltherapie deutlich weniger ausgeprägt sind.

Gleichzeitig zur Antikörpertherapie

Eine durchgeführte Antikörpertherapie mit Herceptin® bedingt wiederum eine stärkere Misteltherapie. Herceptin® wirkt ebenfalls immundepressiv, sodass die Misteltherapie wie bei der Chemotherapie und der Strahlentherapie um eine Stufe erhöht werden muss, also von Serie I auf Serie II oder von Serie II auf spezial oder von spezial zur Veränderung der Injektionsfrequenz oder zur Kombination mit anderen immunstimulierenden Mitteln.

Eindeutig kann ISCADOR® gleichzeitig mit der Herceptin®-Gabe gespritzt werden, weil die Angriffspunkte ja völlig verschieden sind und beide Therapien, bis auf die Immundepression des Herceptins®, einander nicht stören.

27. Risikoadaptierte Misteltherapie

Die risikoadaptierte Misteltherapie findet in besonderen Ausnahmefällen aufgrund spezieller, beim Patienten vorliegender Faktoren Anwendung.

TNM-System als Risikoabschätzung

Das TNM-System beschreibt die Tumorsituation des Patienten und zeigt sowohl die Tumorgröße, den Lymphknotenbefall als auch eine mögliche Fernmetastasierung an.

Es ist ganz eindeutig, dass spätestens ab einer Tumorgröße von T3, einem Lymphknotenbefall von mehr als drei Lymphknoten, beim Befall des Sentinel-Lymphknotens oder beim Vorliegen von Fernmetastasen anders therapiert werden muss, als wenn ein T1c-Stadium ohne Lymphknotenbefall und ohne Fernmetastasen vorliegt.

Bei einer Risikopatientin mit Lymphknotenbefall und Fernmetastasen würden wir die Misteltherapie nur zwischen ein und zwei Wochen Pause nach jeweils 14 Injektionen durchführen und dies langfristig beibehalten. Weiterhin würden wir in dreimonatlichen Abständen Immunkontrollen vornehmen und diese sogar auf acht Wochen verkürzen, sollten Schwankungen oder Reduktionen immunologischer Werte auftreten. Eine genaue Risikoabschätzung ist hier also notwendig und muss durch eine entsprechende Misteltherapie aufgefangen werden.

Histologie

Auch die Histologie zeigt uns ein Risiko, das eventuell therapeutisch berücksichtigt werden muss. Wie oben beschrieben, ist es hilfreich, festzustellen, ob der Tumor durch eosinophile Granulozyten infiltriert wurde. Dies würde ein positives Ergebnis darstellen und könnte schneller zu Pausen der Misteltherapie führen. Auch sollte der histologische Befund genau studiert werden, um festzustellen, ob eine Lymphangiosis carcinomatosa im Tumorbereich vorliegt oder ob auch Tumorzellen in Lymphkapillaren im Tumorbereich beschrieben worden sind. Sollte dies der Fall oder sogar eine Gefäßinvasion erfolgt sein, würden wir diese Patientin wiederum als Risikopatientin betrachten und nicht mehr als zwei Wochen Pausen bei der ISCADOR®-Therapie einlegen. Außerdem würden wir über längere Zeit, das heißt über mindestens drei Jahre, intensive immunologische Untersuchungen vornehmen. Ich empfehle deshalb, sich immer den genauen histologischen Untersuchungsbefund geben zu lassen und sich nicht zufrieden zu geben mit der Kurzzusammenfassung der Histologie, wie sie oft im Entlassungsbericht des Patienten steht.

Grading

Das Grading sagt etwas über die Malignität des Tumors und wahrscheinlich über die Gefahr der schnellen Metastasierung aus. So können wir davon ausgehen, dass Patientinnen mit einem G3-Tumor einen relativ aggressiv wachsenden Tumor haben, der relativ rasch zu einer Metastasierung oder zu einem Rezidiv führen wird. Bei Patientinnen mit einem G1-Grading besteht dieses Risiko nicht, dafür aber eher die Gefahr einer Fernmetastasierung nach vier, sieben und elf Jahren, wie wir es oben ausgeführt haben. Wir würden deshalb eine Patientin mit einem G3-Tumor in den ersten zwei bis drei Jahren sehr intensiv nachbeobachten und ohne große Pausen therapieren, dafür zwischen drei und fünf Jahren relativ rasch unter immunologischer Kontrolle größere Pausen einlegen. Eine Patientin mit einem G1-Tumor würden wir normal, wie oben beschrieben, behandeln, würden ihr aber ans Herz legen, immunologische Untersuchungen auch noch nach vier, sieben und elf Jahren durchführen zu lassen, das heißt langfristig in Behandlung zu bleiben.

Biochemische Marker

Die Durchführung der Tumormarker CEA und CA15-3 sind für mich in der Praxis obligatorisch. Besonders hilfreich ist es, wenn sie schon präoperativ bestimmt worden sind, weil damit festgestellt werden kann, ob die jeweilige Patientin tumormarkersensibel ist. Circa 50 Prozent aller Patientinnen zeigen beim Mammakarzinom präoperativ einen erhöhten Tumormarker; bei ihnen ist es sinnvoll, auch postoperativ in der Nachsorge die Tumormarker zu bestimmen. Wir haben eine bis zu 95-prozentige Sicherheit, dass keine Metastasierung eingetreten ist, wenn dieser Tumormarker normal geblieben ist.

Wir setzen immer beide Tumormarker ein, weil nur ungefähr 60 Prozent aller tumormarkersensiblen Patienten auf CA15-3 reagieren, 40 Prozent aber allein auf den CEA-Test, sodass wir mit einer Kombination ein sehr gutes Ergebnis erreichen.

Es ist für mich unverständlich, wie auf die präoperative Bestimmung der Tumormarker verzichtet werden kann, da sie doch hinsichtlich der Nachsorge ein großes Sicherheitspotenzial darstellen. Ist dies nicht gemacht worden, liegt die Trefferquote bei 50 Prozent, wobei wir nie wissen, zu welchen 50 Prozent unsere individuelle Patientin gehört.

Psychosoziale Faktoren

Psychosoziale Faktoren sind genauso wichtig wie das Grading oder die Ausbreitung des Tumors nach dem TNM-System. Unter den psychosozialen Faktoren verstehen wir die unmittelbare Umgebung der Patientin, das heißt die Familie mit Partner, Kindern und eventuell Eltern, aber auch das soziale Beziehungsgeflecht. Wenn ich meine Mammakarzinom-Patientinnen in Gedanken betrachte, fallen mir zwei Patientinnen ein. Eine wird von ihrem Mann immer wieder einmal verprügelt, weil sie nur noch eine Brust hat. Dass hier ein immundepressiver Effekt vorliegen wird (der sich auch bestätigt hat), ist von vornherein klar. Diese Patientin muss sehr intensiv nachbehandelt werden. Bei der anderen Patientin hat der Ehemann sich nach der Tumorerkrankung seiner Frau frühberenten lassen, um sie im Haushalt und bei allen notwendigen Tätigkeiten, auch bei Arztgängen, unterstützen zu können. Diese Patientin hat eine hervorragende Selbstregulation und sehr gute immunologische Faktoren und ein deutlich geringeres Risiko.

Es ist deshalb notwendig, den psychosozialen Status zu erfragen, um über das Risiko einer Immundepression durch diese Faktoren entscheiden zu können. Zu diesen Faktoren gehört auch das weitere Umfeld, wie zum Beispiel der Arbeitsplatz und das Beziehungsgeflecht bezüglich des Freundeskreises.

Blockiertes Immunsystem

Zeigten sich bei der Primäruntersuchung Interleukin 2-Rezeptorwerte unter 700 oder ist der Eosinophilen-Funktionstest 6 = sehr schlecht, gehen wir von einem blockierten Immunsystem aus, meistens werden gleichzeitig Leukozytenwerte unter 4.000, Lymphozytenwerte unter 1.000 und Werte für die eosinophilen Granulozyten unter 100 gemessen.

Auch diese Patientinnen würden wir als Risikopatienten betrachten und versuchen, wieder ein funktionierendes, gesundes Immunsystem aufzubauen. Bei ihnen ist meistens entweder ISCADOR® spezial angesagt oder die Kombination der ISCADOR®-Präparate mit anderen immunstimulierenden Maßnahmen, wie wir sie weiter hinten beschreiben werden.

Umweltbelastung

Mehr oder weniger sind wir alle durch die verschiedenen Umweltbelastungen immunreduziert. Nimmt man nur einmal die Strahlenbelastung, der wir tagtäglich durch schnurlose Telefone, Handys und Richtfunkstrahlen ausgesetzt sind, so können wir hier schon von einer Immundepression ausgehen, wie dies auch in Studien nachgewiesen ist. Weitere Punkte sind die Belastungen durch Holzschutzmittel, wie sie in Häusern älterer Bauart immer noch vorhanden sind, dann aber auch Chemikalien oder andere Umweltgifte. Es ist deshalb notwendig, auch bezüglich dieser Belastungen eine Anamnese zu erheben, um festzustellen, wie hier geholfen werden kann.

Eine besondere Belastung für den Organismus stellt das Amalgam dar. Viele Patienten haben heute noch Amalgam-Zahnfüllungen, die fortlaufend Quecksilber an den Körper abgeben. Dies führt bei vielen zu einer Immunreduktion. Wir können in unserer Praxis feststellen, dass Patienten mit mehr als vier vorhandenen Amalgamfüllungen deutlich schlechtere Immunwerte haben als Kontrollpatienten. Es muss deshalb diskutiert werden, ob eine Amalgamsanierung durchgeführt werden soll. Nach unserer Auffassung sollte hierzu ein Test unter einer Belastung mit CDMPS gemacht werden, der anzeigt, wie viel Quecksilber über den Urin ausgeschieden wird, und somit auf die Quecksilberdepots im Körper rückschließen lässt.

Die Durchführung eines solchen Tests sollte einem in dieser Testmethode erfahrenen Arzt vorbehalten bleiben.

Mir ist bekannt, dass die mögliche Quecksilberbelastung des Patienten kontrovers diskutiert wird und die normale Lehrmedizin heute der Meinung ist, dass Amalgamfüllungen keinen Einfluss auf die Immunwerte oder überhaupt auf gesundheitliche Aspekte haben. Dem ist entgegenzuhalten, dass bei einer entsprechenden Untersuchung in unserer Praxis bei jeweils acht von zehn Tumorpatienten erhöhte Quecksilberwerte festgestellt wurden, während dies nur bei zwei von zehn Patienten, die zum Beispiel an chronischen Infekten oder Migräne litten, der Fall war. Es ist also doch nicht von der Hand zu weisen, dass Amalgam infolge des hohen Quecksilbergehaltes immundepressiv wirkt.

Weiterhin auffällig ist, dass Patienten mit Amalgamfüllungen deutlich schlechtere EFT-Werte aufweisen als solche ohne diese Füllungen.

Sollte offiziell eine erhöhte Quecksilberbelastung durch Amalgamfüllungen bei dem Patienten festgestellt werden, müssten die gesetzlichen Krankenkassen eigentlich für die Sanierung der Zähne aufkommen. Das würde sehr hohe Kosten für die Kassen bedeuten. Es stellt sich deshalb die Frage, ob nicht eine politische Entscheidung zu der Einschätzung geführt hat, dass Amalgam völlig untoxisch sei. In anderen Ländern, zum Beispiel in Schweden, wird dies anders gesehen; hier darf es nicht mehr angewendet werden. Auch in Deutschland wird es zunehmend eingeschränkt, zum Beispiel darf es weder in der Schwangerschaft noch auf Mahlzähnen eingesetzt werden. Die Politik weicht Schritt um Schritt zurück und wird irgendwann einsehen müssen, dass hier eine massive Umweltbelastung vorliegt. In Schweden sind sogar schon Verseuchungen des Trinkwassers mit Quecksilber durch Amalgam bekannt geworden, die als Sickerwasser um Friedhöfe aufgefangen worden sind.

Insgesamt würde ich dazu raten, bei Vorliegen von mehr als vier Amalgamfüllungen den genannten Amalgamtest zu machen und dann mit der Patientin gemeinsam zu entscheiden, ob die Sanierung möglich ist oder ob sie ein so großes Problem darstellt, dass dadurch noch größere immunologische Belastungen auftreten würden.

Es gehört aber auch zur Umweltbelastung, dass viele Wohnräume mit Formaldehyd verseucht sind. Viele Möbel, die aus Spanplatten gefertigt worden sind, dünsten im Verlauf von fünf bis zehn Jahren Formaldehyd aus, was nachweislich immundepressiv wirkt. Ob eine solche Belastung in der Wohnung des Patienten vorliegt, lässt sich durch einen einfachen Test der Firma Draeger nachweisen. Dieser Bio-Check-Test® kostet um die 30 € und zeigt eine Formaldehyd-Belastung verlässlich an.

Gestörte Darmflora

Schätzungsweise mehr als 50 Prozent aller Menschen haben eine gestörte Darmflora im Sinne einer falschen Mischung und eventuell einen Darmpilz in Form eines Candida-Pilzes. Der Candida-Pilz kommt ubiquitär vor, kann sich aber durch Chemotherapie und Bestrahlung deutlich vermehren, sodass die Darmflora nachhaltig gestört ist. Über den Magen-Darm-Kanal dringt Außenwelt ein, die dann abgebaut, zerkleinert und nach der Resorption durch die Darmwand zu körpereigenen Substanzen aufgebaut werden muss. Damit keine Fremdstoffe in den Organismus gelangen, ist entlang dieses Darmapparates ein großes Immunsystem aufgebaut, das die entsprechende Sofortabwehr produziert. Wenn die Darmflora falsch gemischt ist oder ein Darmpilz vorliegt, ist dieses Immunsystem überlastet, seine Kräfte sind abgezogen und es steht für die Tumorzellabwehr nicht mehr zur Verfügung.

Deswegen empfehlen wir generell die Durchführung eines Stuhltests. Sollte ein Candida-Pilz vorliegen, wäre er mit nystatinhaltigen Präparaten zu eliminieren. Eine gestörte Darmflora kann durch eine Symbioselenkung, die mit verschiedenen Präparaten möglich ist, verbessert werden.

Einsatz der Psychoonkologie

Sollte die Patientin an einer Depression leiden, die endogen oder reaktiv sein kann, ist primär der Einsatz einer psychoonkologischen Beratung indiziert. Sie sollte die Lebensverhältnisse der Patientin analysieren und versuchen, ihr Mut und Stärke im Kampf gegen ihre Erkrankung zu geben, basierend aber auf einer Verbesserung ihres individuellen Umfeldes, ihrer persönlichen Beziehungen und der Aufarbeitung ihrer Krankheitsvorgeschichte. Hierfür gibt es spezialisierte Psychologen mit einer psychoonkologischen Ausbildung. Es gibt aber auch Ärzte, die psychoonkologisch tätig sind. Weniger wichtig als die Art der Ausbildung eines Psychologen oder eines Arztes ist in meinen Augen hier vielmehr die Persönlichkeit, die mit der Patientin strukturiert arbeiten kann.

Es empfiehlt sich hier auch ohne Therapeuten die Durchführung eines psychoonkologischen Programms, zum Beispiel nach R. Grossarth-Maticek oder nach R. Wagner, beide Therapieformen werden im weiteren Verlauf des Buches beschrieben.

28. Misteltherapie bei Rezidiv oder Metastasierung

Ist ein Rezidiv oder eine Metastasierung eingetreten, muss die Therapie vollständig geändert werden, wie wir das auch von der Chemotherapie oder der Bestrahlung oder der antihormonellen Therapie kennen.

Veränderung der Misteltherapie

Wir müssen in einem solchen Fall anerkennen, dass die Misteltherapie genauso wenig wie die schulmedizinischen Maßnahmen, also Chemotherapie oder antihormonelle Therapie, dieses jetzt vorliegende Rezidiv oder die Metastasierung verhindert haben. Deshalb müssen wir die Misteltherapie genauso umstellen, wie Chemotherapie neu eingesetzt oder ein anderes antihormonelles Präparat gewählt wird.

Es wird leider häufig der Fehler gemacht, dass nur die schulmedizinische Therapie umgestellt wird, die Misteltherapie aber in gleicher Weise fortgesetzt wird. Dies ist eindeutig falsch.

Haben wir zum Beispiel ISCADOR® M gespritzt und tritt darunter nach einiger Zeit ein Rezidiv oder eine Metastasierung ein, müssen wir entweder auf ISCADOR® P oder ISCADOR® Qu oder aber, da ja sozusagen »fassbare« Tumorzellen vorliegen, auf ISCADOR® M 5 mg spezial oder ISCADOR® Qu 5 mg spezial wechseln.

Es wird nun ohne große Pausen weiter therapiert, allenfalls ein bis zwei Wochen nach 14 Injektionen sind in einem rezidivierenden oder metastasierenden Stadium erlaubt.

Beim Rezidiv ergeben sich noch einmal spezielle Verhältnisse, da nach der Operation und der nachfolgenden weiteren

Chemotherapie ja wieder ein Stadium R0 erreicht werden kann, sodass vorsichtig die Pausen gelockert werden können, aber unter genauer Immunkontrolle.

Dies lässt sich bei einer Metastasierung nicht einhalten, hier wird sehr intensiv therapiert, und bei einem weiteren Progress muss die Misteltherapie wiederum vollständig geändert werden.

Die Immunparameter, die wir kontrollieren, sind in diesem Stadium die gleichen, wir würden hier aber insbesondere den Interleukin 2-Rezeptor favorisieren, da er eine größere Aussagekraft hat. Wir würden ihn zusätzlich mit dem EFT-Test kombinieren, da es jetzt sehr darauf ankommt, ob die tatsächlich vorhandenen Immunzellen auch aktiviert sind.

Sind alle Mistelpräparate bei ISCADOR® ausgeschöpft, sollte vorzugsweise ein Misteldifferenzierungstest gemacht werden, der anzeigt, ob es noch weitere Mistelpräparate gibt, die immunstimulierend oder krebswirksam bei diesem individuellen Patienten sein könnten. Prinzipiell gibt es verschiedene Hersteller, die Mistelpräparate unterschiedlicher Wirtsbäume herstellen, es gibt jedoch keine Ratio, auf welches dieser Präparate man wechseln sollte. Sind alle ISCADOR®-Präparate ausgereizt, ist es nicht sinnvoll, zum Beispiel einfach auf Helixor® P oder auf abnoba VISCUM Pini oder auf Iscucin® Pini zu wechseln. Nur eine Austestung kann jetzt zeigen, wie die Therapie rational begründet weitergehen kann.

Lokale Tumortherapie

Beim Vorliegen von inoperablen Rezidiven oder bei inoperablen Metastasen kann auch eine lokale Tumortherapie durchgeführt werden. Diese kann so aussehen, dass wir versuchen, den Krebsherd mit Mistel zu umspritzen, indem wir subkutan unter die Haut im Abstand von ca. 1 cm um den Tumor herum kleine ISCADOR®-Depots einsetzen. Diese Therapie kann von jedem Arzt gemacht werden.

Die andere Form der lokalen Tumortherapie besteht darin, direkt in die Metastase oder in den Tumor zu spritzen, wenn dieser inoperabel ist. Zum Beispiel haben wir bei Patientinnen mit einem metastasierenden Mammakarzinom und einer Aussaat von Hautmetastasen, die insgesamt inoperabel waren, zusätzlich zur antihormonellen Therapie direkt in die Metastasen injiziert, wobei wir diese Injektionen dreimal wöchentlich an unterschiedlichen Metastasen vorgenommen haben. Es hat sich gezeigt, dass die Metastasen unter dem gewählten Präparat (ISCADOR® Qu 5 mg spezial) deutlich rückläufig waren und manche kleinere Metastasen völlig verschwunden sind, ebenso die damit verbundenen neuralgischen Schmerzen.

Als weitere Indikation gibt es die Möglichkeit, direkt in ein Brustwandrezidiv zu spritzen, das oft große Schmerzen verursacht, wenn es durch die Rippen in Richtung Lunge infiltriert. Meistens sind Patientinnen mit einem solchen Karzinom bereits bestrahlt worden, sodass eine weitere Bestrahlung nicht infrage kommt. Hier kann der direkte Einsatz der Misteltherapie zu einer massiven Schmerzreduktion, aber auch zu einer Tumorreduktion oder einer Tumorstabilisierung führen. Bei solch großen Tumoren empfiehlt es sich, mit 2 ml einprozentigem Xylokain® vorzuspritzen, um die Schmerzen, die bei der intratumoralen Injektion entstehen, zu minimalisieren. Diese Therapieform muss jedoch dem erfahrenen Arzt vorbehalten werden, da natürlich in diesem Tumorgebiet Blutungen oder Lymphstauungen auftreten können, wenn falsch injiziert wird.

Zusatztherapien

Es muss sehr genau darauf geachtet werden, ob die Patientin auf die entsprechenden Mistelpräparate immunologisch richtig reagiert oder ob diese allein so nicht ausreichen und mit weiteren Zusatzmedikamenten kombiniert werden müssen. Wir beschreiben diese Medikamente in dem Kapitel über die entsprechenden Zusatzmedikamente. Insbesondere haben sich hier Kombinationen mit Vitamin C-Infusionen, der Einsatz von Eleu-Kokk®, der Taigawurzel, oder von Padma® 28, einem tibetanischen pflanzlichen Heilmittel, bewährt.

Von einer Ozontherapie ist abzuraten, weil Ozon zum einen immunologisch überstimulieren kann, zum anderen bei höheren Dosierungen immundepressiv ist und insbesondere das Zytokin Interleukin 6, über das wir schon berichtet haben, nicht moduliert, sondern stimuliert, sodass es zu einer Tumorprogression kommen kann. Deshalb würden wir generell von einer Ozonbehandlung bei Tumorpatienten abraten.

Infusionstherapie

Die ISCADOR®-Präparate sind nur zur subkutanen Anwendung zugelassen. Jeder Arzt kann jedoch die Infusionen mit ISCADOR® durchführen, wenn er die Verantwortung dafür übernimmt. Bei der intravenösen Anwendung können allergische Erscheinungen auftreten, die theoretisch bis zum allergischen Schock gehen können. Dies ist insofern verständlich, als die Mistel pflanzliche Eiweiße enthält und diese Fremdeiweiße mit dem körpereigenen Eiweiß nicht kompatibel sind. Bei subkutaner Anwendung gibt es fast keine allergischen Reaktionen, mir sind in 25 Jahren Misteltherapie nur drei Fälle in meiner eigenen Praxis bekannt geworden unter ca. 5.000 Tumorpatienten, die wir in dieser Zeit behandelt haben. Bei einer

Infusionsanwendung ist aber das Allergierisiko ungleich höher, und der durchführende Arzt muss auch in der Intensivmedizin bewandert sein, das heißt mit einem allergischen Schock sowohl therapeutisch umgehen können als auch die notwendigen Medikamente dafür in der Praxis vorrätig haben.

Es sei hier die deutliche Warnung ausgesprochen, dass bei falscher Anwendung der Infusion sogar Todesfälle eintreten könnten. Es sind solche Fälle noch nicht bekannt geworden, jedoch könnte die nächste (falsch durchgeführte) Infusion zu einem solchen Ende führen.

Die ISCADOR®-Infusion kann deshalb nicht generell empfohlen werden, sie bleibt dem erfahrenen Arzt vorbehalten, der über eine spezielle Ausbildung verfügen muss.

Hyperthermie

Die Infrarot-Hyperthermie kann bei Patienten mit einer Metastasierung mit einer Misteltherapie, aber auch mit einer Mistelinfusionstherapie kombiniert werden. Eine solche Infrarot-Therapie wird zum Beispiel in der Klinik Öschelbronn und in der Paracelsus-Klinik Bad Liebenzell-Unterlengenhardt durchgeführt (Adressen jeweils im Anhang im Klinikteil).

Bei der Infrarot-Hyperthermie wird mittels Infrarotstrahler in einem Wärmebett eine Temperatur von 40 °C erzielt, die Tumorzellen sensibel und für immunologische Therapien besser angreifbar macht. Absterben werden Tumorzellen erst bei über 42 °C, die wir therapeutisch mit einer Infrarot-Hyperthermie nicht erreichen können. Es genügt aber, die Tumorzellen zu sensibilisieren und dann gleichzeitig eine ISCADOR®-Infusion durchzuführen; diese Kombination führt zu einer extremen Immunstimulation und auch zu einer Reduktion von Tumormasse.

Wichtig dabei ist die Auswahl der Patienten. Rudolf Steiner hat einmal erwähnt, dass es Patienten gibt, die Wärme nicht ergreifen können und in denen Wärme wie ein Fremdkörper wirken würde. Solche Patienten dürfen wir einer Hyperthermie-Behandlung nicht zuführen, da sie tatsächlich von der Überwärmung überwältigt und so stark darunter leiden würden, dass sie therapeutisch nicht profitieren. In den beiden genannten Kliniken gibt es erfahrene Kollegen, die über die Auswahl der Patienten, die für diese Therapie geeignet sind, informieren können.

Es gibt einzelne Tumorfallbeschreibungen, die äußerst positiv verlaufen sind.

Instillation von ISCADOR® bei Aszites oder Pleuraerguss

Als Komplikation einer rezidivierenden oder metastasierenden Tumorerkrankung bildet sich Wasser sowohl im Bauchraum (Aszites) oder im Bereich des Rippenfelles (Pleuraerguss).

In beiden Fällen muss der Erguss nach kurzer Zeit punktiert werden, weil entweder eine Atemnot eintritt oder der Druck intraabdominell so stark wird oder weil der Patient durch den Druck auf Zwerchfell und Magen nichts mehr essen kann.

Zu beachten ist dabei, dass es sich hier nicht nur um Wasser handelt, das einfach punktiert werden kann, sondern dass in dieser Flüssigkeit viele Mineralien, Eiweißstoffe und weitere Substanzen gelöst sind, die dem Organismus dann entfallen und nachgebildet werden müssen. Eine häufige Punktion führt deshalb zu einer Schwächung des Patienten.

Es sollte auch darauf geachtet werden, dass nie mehr als 2 l Punktionsflüssigkeit entleert werden, da diese Flüssigkeit im Körper gegen einen bestimmten Druck gebildet wird und bei zu schneller Entlastung dieses Druckes das Nachlaufen des

Ergusses sehr schnell geschieht, sodass der Patient immer weiter geschwächt wird.

Es hat sich nun sehr bewährt, sowohl in den malignen Pleuraerguss als auch in den Aszites Mistelsubstanzen zu instillieren.

Wir wählen hierzu das ISCADOR® Qu 5 mg spezial, weil es das stärkste immunstimulierende Präparat ist und weil es auch eine zytostatische Komponente hat. Instilliert werden darf nur bei Patienten, die bereits vorher subkutane Injektionen mit Mistelpräparaten bekommen und diese Therapie gut vertragen haben.

Beim *Pleuraerguss* wird so vorgegangen, dass von einem erfahrenen Arzt, der dies schon öfter gemacht hat, eine normale Pleurapunktion vorgenommen wird, wobei ein Rest von wenigstens 500 ml in der Körperhöhle verbleiben soll. In diese Flüssigkeit hinein wird eine Ampulle ISCADOR® Qu 5 mg spezial injiziert. Nach Entfernung der Injektionsnadel soll der Patient sich mehrfach um die eigene Achse drehen, um dieses Präparat in der verbleibenden Flüssigkeit entsprechend zu verteilen. Punktionsbeurteilungen zeigen, dass es zu einer deutlichen Reduktion der Tumorzellen in der Punktionsflüssigkeit kommt, weiterhin zu einer massiven Steigerung der Anzahl der Lymphozyten und der eosinophilen Granulozyten. In der Regel (in 70 Prozent) kann nach vier bis fünf Instillationen mit der Punktion des Pleuraergusses aufgehört werden, da es entweder zu einer Sistierung des Prozesses kommt oder die beiden Pleurablätter miteinander verkleben, sodass der gleiche Effekt erzielt werden kann.

Als Nebenwirkung der Mistelinstillation in die Pleurahöhle ergeben sich manchmal Fieberschübe oder Schmerzen. Die Patienten werden mit Paracetamol 500 mg-Tabletten versorgt und über die Einnahme (bis zu drei Tabletten pro Tag) instruiert. Unter dieser Maßnahme sind die Nebenwirkungen gut tolerabel.

Beim *Aszites* haben wir schlechtere Verhältnisse, weil wir hier intraabdominell einen ausgedehnten Raum vor uns haben, der sehr viel größer ist als eine Pleurahöhle. Wir gehen auch hier so vor, dass wir nie mehr als 2 l punktieren und in die verbleibende Flüssigkeit hinein wiederum eine Ampulle ISCADOR® Qu 5 mg spezial injizieren und diese Menge bei den weiteren Punktionen auf bis zu drei Ampullen ISCADOR® Qu 5 mg spezial steigern. Auch hier wird der Patient angehalten, sich nach Entfernung der Injektionsnadel um die eigene Achse zu drehen, um eine Durchmischung der verbleibenden Flüssigkeit mit dem Mistelpräparat zu gewährleisten. Auch hier zeigt sich bei einer ganzen Reihe von Fällen (ca. 40 bis 50 Prozent), dass die weitere Produktion von Aszites deutlich vermindert wird, in Ausnahmefällen sogar sistiert. Leider ist bei den anatomischen Verhältnissen eine Verklebung, wie sie zum Beispiel im Pleuraraum möglich ist, hier nicht zu erreichen.

Wichtig aber allein ist schon die Tatsache, dass deutlich weniger punktiert werden muss und die Patienten damit ihre Kraft behalten.

Als Warnhinweis soll noch einmal betont werden, dass die Injektion mit ISCADOR® Qu 5 mg spezial nur dann erfolgen darf, wenn der Patient bereits ISCADOR® subkutan über längere Zeit bekommen und dies auch gut vertragen hat.

ISCADOR® und Schmerztherapie

Generell können wir, wie oben näher ausgeführt, erreichen, dass Schmerzen unter einer ISCADOR®-Behandlung reduziert werden, und in der Regel kann die notwendige Schmerzmittelgabe halbiert werden. Es müssen nur die entsprechenden Schmerzmittel gewählt werden.

Grundsätzlich ist davon auszugehen, dass der Organismus um Metastasen oder Rezidive einen entzündlichen Randwall bildet, um diese Metastasen oder diesen Tumorbezirk aufzuhalten oder zu versuchen, ihn aufzulösen. In diesem entzündlichen Randwall finden wir die Lymphozyten, eosinophilen Granulozyten, Interleukin 2-Rezeptoren und alle spezialisierten Abwehrzellen, die ja gleichzeitig auch Entzündungszellen sind. Wendet man jetzt ein Schmerzmedikament vom Diclofenac-Typ an, finden wir eine hohe Konzentration davon in diesem Randwall. Dies ist dann sinnvoll, wenn es sich um eine schmerzhafte Koxitis handelt, weil hier dieser entzündliche Randwall eliminiert werden muss, um die Schmerzen zu beseitigen. Bei der Krebstherapie würden wir aber mit Diclofenac diesen entzündlichen Randwall um Metastasen oder Tumorbezirke zerstören und damit alles das vernichten, was die Misteltherapie versucht aufzubauen.

Es sollte deshalb bezüglich der Schmerztherapie darauf geachtet werden, dass zum Beispiel die folgenden Mittel eingesetzt werden: Novalgin®, Valoron®, Tramal®. Diese Schmerzmedikamente sind nicht antientzündlich und können problemlos gleichzeitig mit ISCADOR® verabreicht werden.

Gleichzeitig mit der Bisphosphonat-Therapie

Der gleichzeitige Einsatz einer Bisphosphonat-Therapie und Misteltherapie muss wiederum dazu führen, dass das Mistelpräparat stärker dosiert wird. Wie bei der Chemotherapie und der Bestrahlungsbehandlung muss in der Regel um eine Stärke erhöht werden, also von Serie I auf Serie II oder von Serie II auf ISCADOR® spezial übergegangen werden oder bei ISCADOR® spezial eine Veränderung des Injektionsrhythmus oder die Kombination mit anderen immunstimulierenden Maßnahmen vorgenommen werden.

Die Bisphosphonate wirken stark immundepressiv und auch wieder verkalkend auf osteolytische Metastasen, aber mit der genannten Nebenwirkung. Unter Verstärkung der Misteltherapie lässt sich diese Immundepression jedoch wieder ausgleichen, gleichzeitig muss aber auch auf den Kalziumspiegel geachtet werden.

Bisphosphonate wurden früher zunächst zur Behandlung der Hyperkalziämie, wie sie als Komplikation bei Tumorpatienten vorkommt, eingesetzt. Das heißt, dass sie den Kalziumspiegel senken, was durch den vermehrten Einbau von Kalzium in osteolytische Herde bedingt ist. Es muss deshalb darauf geachtet werden, dass der Kalziumspiegel bei Tumorpatienten unter einer Bisphosphonat-Therapie im oberen Normbereich liegt, weil die Lektinwirkung, wie von Arndt Büssing nachgewiesen wurde, von dem Vorhandensein von Kalzium abhängig ist. Ohne einen ausreichenden Kalziumspiegel können die Lektine ihre Wirkung in der Tumorzelle nicht entfalten.

Bei manchen Patienten gehen wir so vor, dass wir die Misteltherapie um eine Stärke erhöhen, bei anderen ist es sogar notwendig, parallel zur Bisphosphonat-Therapie Infusionen mit ISCADOR® durchzuführen, um die starke Immundepression dieser Präparate abzufangen.

Misteldifferenzierungstest

Hier sei noch einmal darauf hingewiesen, dass insbesondere in einem metastasierenden Stadium keine Zeit mehr ist, verschiedene Mistelpräparate auszuprobieren. Schätzt man zum Beispiel die Zeit ab, die man braucht, um ein wirksames Mistelpräparat in einem metastasierenden Stadium herauszufinden, muss man in der Regel mit drei bis fünf Monaten rechnen. Es muss ja jeweils mit Serie 0 begonnen werden, auf Serie I oder Serie II oder ISCADOR® spezial übergegangen und mindestens zwischen den einzelnen Untersuchungen abgewartet werden. Wir haben aber in einem metastasierenden Stadium oder bei besonders aggressiven Tumoren, wie zum Beispiel beim Pankreaskarzinom, oft nicht die Zeit, über Monate Mistelpräparate auszuprobieren, um dann festzustellen, dass sie doch keinen Effekt haben.

Hier bietet sich der Misteldifferenzierungstest an, der sofort das wirksame Mistelpräparat anzeigt, sodass keine Zeit verloren geht.

29. Ausgewählte Fallberichte aus der Praxis

Im Folgenden möchte ich fünf Patienten aus meiner eigenen Praxis vorstellen, bei denen bemerkenswerte Ergebnisse erzielt worden sind. Der Wahrheit gemäß muss auch berichtet werden, dass ungefähr 20 Prozent der Krebspatienten auf Mistelpräparate nicht reagieren. Dies ist nicht weiter verwunderlich, denn eine solche Reaktion besteht bei allen Arzneimitteln. Auch bei Verordnung von Schlafmitteln oder anderen Immunstimulanzien reagiert nur ein bestimmter Anteil der Patienten, eine Therapie kann nicht bei allen immer gleich gut wirken.

Es gibt jedoch sehr viele Patienten, die massiv von einer Misteltherapie profitieren. Deshalb beginnen wir in der Praxis immer mit einer ISCADOR®-Therapie, bevor wir auf andere Medikamente übergehen. Der Vorteil dieser Präparate liegt auch noch darin, dass sie von den meisten gesetzlichen Krankenkassen übernommen werden, was für andere Zusatztherapien wie die Gabe von Thymuspräparaten oder Vitamin C-Infusionen nicht gilt.

Schmerzreduktion

Eine 56-jährige Patientin wurde vor drei Jahren an einem Mammakarzinom rechts operiert in einem Stadium T3 N1 (11 von 15 entnommenen Lymphknoten befallen) M0 G3 R0 mit vorliegender Lymphangiosis carcinomatosa im Tumorgebiet. Sie wurde sechsmal mit FEC-Chemotherapie behandelt, nachbestrahlt und mit Tamoxifen nachbehandelt. Eine ISCADOR®-Therapie wurde postoperativ nicht eingeleitet.

Die Patientin kommt in die Praxis mit einem Rezidiv des Mammakarzinoms hinter dem Brustbein als großer Tumor mediastinal. Der Befund ist inoperabel, eine Bestrahlung ist nicht möglich, da sie bereits vorbestrahlt ist, es wird eine Chemotherapie eingeleitet. Die Patientin benötigt Durogesic®, ein Morphiumpflaster in einer relativ hohen Dosierung.

Bei dieser Patientin setzten wir ISCADOR® M 5 mg spezial nach Vorbehandlung mit zweimal ISCADOR® M Serie 0 ein. Sie berichtete über eine deutliche Verbesserung der Allgemeinsymptome wie Müdigkeit und Abgeschlagenheit. Verblüffend war, dass die Schmerzen, die massiv neuralgisch durch den Tumor in einem sehr sensiblen Bereich waren, fast völlig verschwunden waren. Auch nach Absetzung der Morphiummedikation benötigte sie nur gelegentlich Novalgin-Tropfen, um leichte Schmerzen zu beherrschen.

Diese Schmerzreduktion hielt über ein Jahr an, der Tumor reduzierte sich ungefähr um die Hälfte unter der durchgeführten Behandlung. Nach einem Jahr zeigte sich wiederum eine deutliche Progredienz mit weiteren Metastasierungen im Bereich des gesamten knöchernen Thorax. Die Schmerzen nahmen bei diesem Befund wieder deutlich zu, eine einmal wöchentlich eingeleitete Infusion mit ISCADOR® Qu 5 mg spezial unter den oben genannten Vorsichtsmaßnahmen führte wiederum zu einer deutlichen Schmerzreduktion, sodass die Patientin auch heute mit alleiniger Novalgin-Therapie auskommt.

Verbesserung der Lebensqualität unter Chemotherapie

Eine Patientin kommt in die Sprechstunde mit einem Zustand nach Mammakarzinom links in einem weit fortgeschrittenen Stadium. Sie erhielt mehrfache Chemotherapie und hat jetzt einen erneuten Schub einer Metastasierung. Sie berichtet, dass sie keine weitere Chemotherapie durchführen möchte, da sie darunter so stark leiden würde, dass es für sie keinen Sinn mehr hätte, so weiterzuleben.

In einem ausführlichen Gespräch bringt die Patientin jedoch zum Ausdruck, dass sie sehr wohl gern noch länger leben wollte, da sie drei kleine Kinder hat, die sie nicht mit dem Ehemann allein zurücklassen möchte. Ich habe dann mit ihr besprochen, dass wir eine starke Misteltherapie einleiten würden, hier wiederum mit ISCADOR® M 5 mg spezial, und dass wir sie eventuell durch Infusionen oder durch Zusatzmedikamente verstärken könnten, sodass die Chemotherapie bezüglich ihrer Auswirkungen auf die Lebensqualität erträglich sein würde. Die Patientin hat sich auf dieses Verfahren eingelassen. Wir haben vier Wochen lang mit ISCADOR® M Serie 0 vorbehandelt, sind dann auf ISCADOR® M 5 mg spezial dreimal wöchentlich übergegangen und haben nach kurzer Zeit zusätzlich alle zwei bis drei Wochen eine ISCADOR® M 5 mg spezial-Infusion durchgeführt. Die Patientin hatte fast keinerlei Nebenwirkungen mehr unter der Chemotherapie, sie hatte wieder Elan, konnte ihre Kinder versorgen und hatte wieder den Mut, mit dieser Erkrankung noch länger leben zu wollen.

Therapeutisch zeigte sich bei der neuerlich gewählten Chemotherapie in Kombination mit der starken Misteltherapie ein deutlicher Rückgang der Metastasierung, bei einigen Organlokalisationen, so zum Beispiel der Lunge und der Leber, konnte von einer Komplettremission gesprochen werden. Lediglich die Knochenmetastasen zeigten eine Reduktion um nur 50 Prozent, können aber derzeit mit einer Erhaltungstherapie mit Xeloda® bei gleichzeitiger Gabe von Zometa® beherrscht werden. Bezüglich der Misteltherapie wird dreimal die Woche ISCADOR® M 5 mg spezial gespritzt mit jeweils 14 Tagen Pause nach 14 Injektionen. In dieser Injektionspause wird einmal eine ISCADOR®M 5 mg spezial-Infusion gemacht, die die gesamte Therapie verstärkt.

Festzustellen bleibt, dass diese Patientin unter der Misteltherapie neuen Lebensmut entwickelte und sie auch den Mut hatte, eine weitere Chemotherapie durchzuführen, die jetzt ihr Leben mit Sicherheit verlängern wird.

Überwindung des Fatigue-Syndroms

Eine Patientin kommt mit einem metastasierenden Tumor in die Praxis und berichtet von einem Erschöpfungszustand, der nicht erklärlich sei. Alle Parameter wie Eisen, Blutbild und die übrigen Laborwerte sind normal, auch Schilddrüsenwerte, Nierenwerte und Leberwerte weisen trotz der durchgeführten Chemotherapie auf keine pathologischen Befunde hin. Trotzdem ist sie so erschöpft, dass sie kaum noch allein ihren kleinen Haushalt führen kann. Sie berichtet über die typischen Erscheinungen des Fatigue-Syndroms, den sie so beschreibt: Irgendwann während des Tages hat sie das Gefühl, dass ihre Kraft plötzlich weg ist, so als ob ein Stecker aus einem elektrischen Gerät gezogen wird und die »Maschine« sofort stoppt. Sie überlegt, ob sie mit der Therapie aufhört, und fühlt sich auch von ihrem Ehemann nicht verstanden, der diese Erschöpfungssituation nicht nachvollziehen kann und nicht mittragen will.

Hier tritt das Problem vieler Fatigue-Patienten auf, dass sie sich nicht mehr ganz normal fühlen, dass sie sich von ihrer Umwelt und ihren Partnern missverstanden fühlen, dass niemand sich vorstellen kann, wie stark diese Erschöpfung wirklich ist, und dass der Lebensmut völlig verschwindet und die Frage bleibt, ob es sich tatsächlich lohnt, unter solchen Bedingungen weiterzuleben.

Wir gehen heute davon aus, dass das Fatigue-Syndrom durch eine Überstimulation der Zytokine bedingt ist. Diese Diagnose wurde deshalb gestellt, weil unter einer Zytokin-Therapie, zum Beispiel mit Interleukin 2 beim Hypernephrom oder beim malignen Melanom, die gleichen Symptome auftreten wie bei den Fatigue-Patienten. Der Organismus sezerniert während des Tages eine bestimmte Interleukin-Menge, die notwendig ist, damit die Kommunikation der Zellen unter Belastung gewährleistet ist. Diese Zytokine werden dann aber in einem Tag-Nacht-Rhythmus synthetisiert und wieder abgebaut. Bei einer Normalfunktion häufen sich die Zytokine bis zum Abend an, man ermüdet, kann sich nachts aber durch den Abbau der Zytokine wieder rasch erholen. Beim Fatigue-Patienten werden die Zytokine nachts nicht abgebaut, der Patient ist morgens genauso müde wie abends. Dies trifft im Übrigen auch auf Patienten mit dem chronischen Müdigkeitssyndrom zu.

Die immunmodulierende Wirkung der Mistel führt oft zu einer Reduktion der vermehrt produzierten Zytokine, sodass durch die normalisierte Menge an Zytokinen das Fatigue-Syndrom deutlich zurückgeht.

Die Patientin wird mit ISCADOR® P behandelt mit zweimal Serie 0 und nachfolgend Serie I und wiederum nachfolgend Serie II, da die Immunstimulierung auf Serie I nicht ausreichend erschien. Der Interleukin 2-Rezeptor betrug zu Beginn der Therapie lediglich 800, er steigerte sich unter Übergang auf Serie II auf 2.000 und lag damit im mittleren Normbereich.

Die Patientin berichtet vom völligen Verschwinden des Fatigue-Syndroms, sodass alle behandelnden Ärzte und auch der Ehemann total verblüfft waren. Der therapeutische Erfolg stellte sich nach insgesamt acht Wochen ein. Inzwischen ist man schulmedizinisch der Meinung, dass es sich lediglich um eine Depression gehandelt habe, die durch den Glauben an ein neues Medikament verschwunden sei. Keiner hat aber bei der Patientin zur Therapie durch einen Psychologen oder Psychiater geraten oder ein antidepressives Medikament angewendet. Manchmal kann eben nicht sein, was nicht sein darf!

Verlängerung der Überlebenszeit

Bei einer jetzt 63-jährigen Patientin wurden vor 19 Jahren nach einem Mammakarzinom links Lebermetastasen festgestellt. Die Patientin war vorbehandelt worden mit einer Chemotherapie (6 x CMF) und bei hohen Hormonrezeptoren mit Tamoxifen und nachfolgend beim Auftreten der Lebermetastasen damals noch experimentell mit den Aromatasehemmern. Nachdem die Hormontherapie versagt hatte und sich keine Remission der Lebermetastasen zeigte, wurde sie mit verschiedenen Chemotherapien behandelt, die ebenfalls nur einen Stillstand der Metastasierung, aber keine Remission erreichten.

Die Patientin kommt daraufhin zur Misteltherapie. Sie reagiert immunologisch zunächst sehr gut auf zweimal ISCADOR® P Serie 0, nachfolgend Serie I. Im Laufe der Behandlung wird gewechselt auf ISCADOR® P Serie II und nachfolgend ISCADOR® P Serie III (diese Dosierung war damals noch verfügbar). Unter diesen Therapien zeigte sich eine Stabilisierung des gesamten Befundes, die Patientin fühlte sich gesund, konnte sämtliche Aktivitäten unternehmen einschließlich längerer Urlaubszeiten, in denen sie regelmäßig ihre Misteltherapie weiter durchführte. Nachdem die Chemotherapien keine Remission gebracht haben, setzte sie sowohl die Hormonmedikamente als auch die Chemotherapie ab und verließ sich vollständig auf die Misteltherapie. Sobald die ISCADOR®-Spezialpräparate verfügbar waren, haben wir diese als Versuchspräparate bei ihr eingesetzt und konnten zunächst sowohl mit ISCADOR® M spezial und nachfolgend mit ISCADOR® Qu 5 mg spezial wiederum eine Immunstimulation erreichen, die jeweils zwei bis drei Jahre nach Einsetzen einer bestimmten Dosierung nachließ. Insgesamt haben wir die Patientin 19 Jahre mit histologisch nachgewiesenen Lebermetastasen behandelt, zuletzt mit ISCADOR® Qu 5 mg spezial-Infusionen, die sie bei guter Lebensqualität erhielten, auch als nach dem 18. Jahr die Lebermetastasen deutlich progredient wurden. Die Patientin verstarb schließlich friedlich an diesen Lebermetastasen, die sie insgesamt 19 Jahre überlebt hatte. Es handelt sich hier um einen außergewöhnlichen Fall, der letztlich allein auf die Mistelwirkung zurückging, weil in den letzten 15 Jahren keine weitere schulmedizinische Therapie mehr durchgeführt wurde.

Daraus geht hervor, welche Möglichkeiten sich auch in einer palliativen Situation bieten. Natürlich musste die Patientin letztlich an ihrem Tumor versterben und konnte nicht geheilt werden. Sie hat jedoch 19 Jahre lang bei sehr guter Lebensqualität überlebt, war in ihrer Lebensführung nicht behindert, außer in ihrem Lebensrhythmus im letzten Jahr bei Durchführung der ISCADOR®-Infusionen.

Reduktion von Tumorzellen im Knochenmark

Seit langem wissen wir, dass bei vielen Patienten zirkulierende Tumorzellen im Knochenmark bestehen und als negatives Kriterium angesehen werden, wenn sie nach Therapie immer noch auftreten. Die Firma Adnagen bietet einen Adna-Test Breast Cancer an, der ab dem Zeitpunkt der Diagnose gemacht werden kann, um das Vorhandensein oder Auftreten von zirkulierenden Tumorzellen im Blut frühzeitig nachzuweisen. Die zirkulierenden Tumorzellen können dann ein erster Hinweis auf Metastasenbildung sein.

Das Testprinzip ist ein 2-Stufen-Verfahren zum direkten Nachweis von Tumorzellen im peripheren Blut. Der Select-Test wird durchgeführt, indem eine immuno-magnetische Zellselektion durch mehrere tumorassoziierte Antikörper vorgenommen wird. Anschließend wird der Detect-Test gemacht, ein multiplex-PCR verschiedener brustkrebsassoziierter Tumormarker.

Der Adna-Test Breast Cancer erreicht eine hohe Spezifität und Sensivität. Er kann zwei Tumorzellen in 5 ml Blut detektieren und berücksichtigt ihre Heterogenität.

Wir haben diese Tests bei einer 65jährigen Patientin mit Tumorzellen im Knochenmark durchgeführt und festgestellt, dass sie trotz zweifacher Chemotherapie mit FEC und mit einem taxanhaltigen Schema und trotz nachfolgender Therapie mit einem Aromatasehemmer noch zirkulierende Tumorzellen im Blut hatte. Dies wurde insgesamt als Hochrisiko eingeschätzt, da offensichtlich resistente Tumorzellen vorhanden waren, die auf die vorgenannten Behandlungen nicht reagierten.

Die nachfolgende Behandlung mit ISCADOR® P in steigender Dosierung von Serie 0 bis Serie II zeigte nach insgesamt drei Monaten, dass deutlich weniger Tumorzellen zirkulierend im Blut vorhanden waren. Wir haben dann auf ISCADOR® Qu 5 mg spezial umgestellt. Nach weiteren drei Monaten Therapie mit dreimal wöchentlich ISCADOR® Qu 5 mg spezial ohne Pause können keine weiteren Tumorzellen mehr nachgewiesen werden.

Bei dieser Patientin ist es also zu einer totalen Eliminierung von Tumorzellen im Knochenmark gekommen, was als positiver therapeutischer Schritt gewertet werden kann. Da wir uns aber bewusst sind, dass auch diesem Test Grenzen gesetzt sind und nicht alle zirkulierenden Tumorzellen erfasst werden können, behandeln wir die Patientin nach wie vor als Risikopatientin und werden bei der Therapie mit ISCADOR® Qu 5 mg spezial bleiben, werden sehr vorsichtige Pausen einlegen und den genannten Test nach jeweils drei Monaten wiederholen.

Diese Fallbeispiele sollen einmal aus der Praxis zeigen, welche Erfolge mit einer Misteltherapie erzielt werden können, über die Erfolge hinaus, die wir in Tests oder bei experimentellen Untersuchungen beschrieben haben.

30. ISCADOR® zur Prävention?

Es wird immer wieder die Frage gestellt, ob bei Hochrisikofamilien nicht ISCADOR® zur Prävention eingesetzt werden sollte. Hochrisikofamilien sind zum Beispiel solche, in denen mehr als zwei Familienmitglieder an Brustkrebs erkrankt sind oder bei denen eine Mutation im BRCA1- oder BRCA2-Gen festgestellt wurde.

Wir sind der Meinung, dass eine solche prophylaktische Gabe von Mistelpräparaten nicht vorgenommen werden sollte, weil wir die Entwicklung von Blockadestoffen gegen die Mistelproteine kennen, die vielleicht dann eingetreten ist, wenn die Patientin wirklich eine Misteltherapie bräuchte. Bei den Hochrisikofamilien wissen wir ja nie, wann der Tumor tatsächlich auftreten wird. Das kann beim Brustkrebs theoretisch zwischen 25 und 85 Jahren der Fall sein. Wir können aber nicht das ganze Leben lang eine Misteltherapie durchführen; zum einen würde die notwendige Compliance der Patientin über eine so lange Zeit fehlen, zum anderen wäre die Kostenexplosion exorbitant, außerdem wäre eine Therapie über zehn Jahre hinaus mit Sicherheit nicht Erfolg versprechend, da die entsprechenden Protein-Blockadestoffe aufgetreten sind.

Wir würden bei solchen Hochrisikofamilien zunächst zu einer vernünftigen Lebensweise raten mit einer entsprechenden Ernährung, mit Verzicht auf Genussgifte in größerem Maß und auf Risikofaktoren wie zum Beispiel die Einnahme der Antibabypille oder die klimakterische Therapie im Klimakterium. Darüber hinaus würden wir in regelmäßigen Abständen, je nach Risiko ein- oder zweimal jährlich, eine immunologische Untersuchung vornehmen, die die üblichen Parameter enthalten sollte: Differenzialblutbild, Interleukin 2-Rezeptor, eventuell den EFT-Test. Sind diese Parameter im Normbereich, ist das Krebsrisiko sehr gering und es muss keine entsprechende Therapie durchgeführt werden. Sollte einer der genannten Parameter deutlich reduziert sein, würden wir zunächst immunstimulierende Präparate wie Eleu Kokk®, der Taigawurzel, oder Padma® 28 einsetzen, die ebenfalls immunstimulierend wirken können, aber nicht so stark wie die ISCADOR®-Präparate. Da hier aber nur eine Dysbalance des Immunsystems vorliegt, müsste eine solche medikamentöse Behandlung ausreichen.

Nur bei einem massiven Abfall der Immunparameter würden wir auch prophylaktisch phasenweise zur Gabe von ISCADOR®-Präparten raten und würden dann so vorgehen wie bei einem bestehenden Karzinom, immer in Abhängigkeit von den genannten Immununtersuchungen.

Ernährungsumstellung

Allen Patienten würden wir raten, ihre Ernährung umzustellen. Generell kann man sagen, dass sie wieder lernen sollten, darauf zu achten: Was tut mir gut? Viele Menschen haben dies vergessen. Das sehen wir an den vielen Fällen von Übergewicht, an dem Missbrauch von Genussgiften wie Alkohol und Nikotin und an verschiedenen anderen Faktoren. Der Patient selbst muss ein Gefühl dafür entwickeln, was ihm wirklich gut tut. Dies gilt nicht nur für die Ernährung, sondern für die gesamte Lebensführung. Es gilt für das persönliche Beziehungsgeflecht, für den Aufenthalt in der Sonne und für alle weiteren Faktoren, die das persönliche Leben beeinflussen können.

Generell würden wir eine Ernährung empfehlen, die Folgendes beinhaltet:

1. fleischreduziert
2. möglichst frische Ernährung ohne Konserven

3. alkoholreduziert
4. zuckerreduziert
5. deutliche Reduktion der Nachtschattengewächse.

Der letzte Punkt wird sehr kontrovers diskutiert. Man hat vor kurzem in den Nachtschattengewächsen (hauptsächlich Tomaten und Kartoffeln, aber auch Pilzen und Auberginen) Lycopin festgestellt, ein Stoff, der tumorzellhemmend sein soll. Sofort erschien in einer medizinischen Zeitschrift ein Beitrag mit der Überschrift: »Tomatenketschup hilft gegen Prostatakarzinom«. Dies ist natürlich Unsinn, da Lycopin ein Stoff ist, der aus der Tomate isoliert werden muss und wahrscheinlich, da es sich um einen Eiweißstoff handelt, ebenfalls als Injektionspräparat hergestellt werden müsste. Auch hinsichtlich des ISCADORS® besteht ja die Ansicht, dass die Zuckereiweiße der Lektine durch den normalen Magensaft denaturiert, also in ihrer Struktur verändert würden, sodass bei einer oralen Anwendung dieser Präparate die wichtigen Inhaltsstoffe, die Lektine, nicht mehr anzutreffen wären.

Es gibt aber Untersuchungen, die zeigen, dass die Tomaten einen Risikofaktor zum Beispiel für Tumorpatienten darstellen. Eine Untersuchung des Krebsforschungszentrums in Heidelberg hat gezeigt, dass mehr als 50 Mahlzeiten pro Jahr, die Tomaten enthalten, und sei es auch nur als Tomatenextrakt auf der Pizza, das Risiko, an einem Krebs zu erkranken, deutlich erhöhen.

Ich selbst habe in meiner Dissertation bei tumortragenden Labortieren festgestellt, dass die Verabreichung von Nachtschattengewächsen den Tumor deutlich schneller wachsen lässt.

Solange diese Untersuchungen nicht widerlegt sind, würden wir zu einer massiven Reduktion der Nachtschattengewächse raten, vor denen auch Rudolf Steiner bei Krebspatienten gewarnt hat. Es würde im Rahmen dieser Darstellung allerdings zu weit führen, die anthroposophische Begründung dieser Ausführungen darzulegen.

Wir würden raten, den üblichen Konsum an Nachtschattengewächsen zu halbieren.

Insgesamt empfehlen wir eine lakto-vegetabile Kost, die aus einer bunten Vielfalt von Gemüsen, Früchten, Vollkorn- und Milchprodukten besteht und einer wenig belastenden Ernährung entspricht, die arm an Fett, Eiweiß und Schadstoffen ist, jedoch reich an Ballaststoffen und Vitaminen sowie wichtigen Spurenelementen. Auch die Qualität der Nahrungsmittel spielt eine Rolle. Wenn möglich, sollte auf eine biologische Vollwertkost oder auf Demeter-Produkte zurückgegriffen werden, damit der Organismus nicht durch Schadstoffe überbelastet wird.

Wichtig ist ebenfalls die Flüssigkeitszufuhr, da sie die Ausscheidungsprozesse anregt und auch zum Beispiel während einer Chemotherapie dazu führt, dass Schadstoffe vermehrt ausgeschieden werden können.

Vermeiden sollte man unbedingt Tabakwaren, Alkohol in größeren Mengen, Fleisch von Masttieren, Wurstwaren, Geräuchertes und Gepökeltes sowie chemisch gedüngte, gespritzte und behandelte Nahrungsmittel. Folgende Lebensmittel sollten reduziert werden: tierische Fette aller Art, fetter Käse, Weißmehlprodukte und Zucker in jeder Form, auch in Säften; weiterhin scharfe Gewürze wie Pfeffer, Paprika und Curry, stattdessen sollte lieber mit Kräutern gewürzt werden.

Empfohlen werden folgende *Kohlehydrate*: Dinkel, Weizen, Roggen, Gerste, Hafer, Hirse, Reis und Mais und daraus hergestellte Produkte.

Fette: Beschränkung auf eine fettarme Diät, wobei kaltgepresste Pflanzenöle wie Raps-, Sonnenblumen- und Olivenöl zu bevorzugen sind.

Gemüse: Karotten, Spinat, Grünkohl, Mangold und Fenchel.

Eiweiß: vorwiegend pflanzliches Eiweiß wie Nüsse, Soja und Hülsenfrüchte und Milchprodukte wie Sauermilch, Quark, Kefir und Joghurt.

Phytoöstrogene zur Normalisierung des Hormonhaushaltes sind günstig vor allem bei Karzinomen der Mamma und der Gebärmutter sowie der Prostata. Diese Phytoöstrogene sind insbesondere in Sojaprodukten, Leinsamen und im Vollkorngetreide enthalten.

Gewürze: Außer den genannten scharfen Gewürzen wie Pfeffer, Paprika und Curry sind alle Gewürze erlaubt. Sie regen die Verdauungstätigkeit an, wenn sie in Maßen genossen werden, und liefern auch Spurenelemente.

Diese kurzen Ernährungshinweise sind völlig ausreichend. Man sollte aus der Ernährung keine Wissenschaft machen und die Patienten nicht mit einer Therapiestarre in Form von rigiden Ernährungsvorschriften maßregeln.

Bei der Ernährung ist die Lebensfreude sehr wichtig. So kann ein Pfeffersteak mit einem Glas Rotwein in einer gemütlichen fröhlichen Runde deutlich immunstimulierender sein als ein Vollkornbratling mit Mineralwasser, das nur unwillig gegessen wird, »weil es halt so gesund ist«.

Ich werde nie eine Patientin vergessen, die ich in meinen Assistenzarztjahren kennen gelernt und mit einem metastasierenden Mammakarzinom behandelt habe. Zur damaligen Zeit in den Anfängen meiner therapeutischen Tätigkeit war ich noch sehr streng und habe unbedingt darauf bestanden, dass diese Patientin eine lakto-vegetabile Diät einhält ohne Fleisch und Wurst. Sie ging dann in eine Reha-Kur und kam nach vier Wochen empört wieder zurück. Sie berichtete mir, dass sie drei Wochen lang von einer Wurstsemmel geträumt habe und sich nicht getraut habe, diese zu essen, weil sie an meine Worte dachte und keine Tumorprogression provozieren wollte. In der vierten Woche habe sie aber dem Wunsch nachgegeben und doch eine dick belegte Wurstsemmel gegessen. Ab diesem Zeitpunkt hatte sie massive Ängste, dass der Tumor nun sehr schnell progredient werden würde. Damals ist mir klar geworden, dass ich dieser Patientin durch meine Ernährungsvorschläge die Reha-Kur sehr negativ belastet habe. Es wäre besser gewesen, wenn sie hin und wieder mit Genuss eine Wurstsemmel gegessen und ansonsten die Ernährungsvorschläge im Großen und Ganzen befolgt hätte.

Ich erzähle dies zur Warnung, da viele Patienten ohnedies schon einem starren Rhythmus unterliegen, was ihr Leben, ihre Therapie, ihren Injektionsrhythmus, die Durchführung ihrer Chemotherapie oder die Einnahme von Medikamenten bedingt. Deshalb sollten wir sie anregen, ihr Essen zu genießen, und auch bezüglich zum Beispiel des Tischgeschirres oder der Anrichtung von Speisen darauf zu achten, dass hier wirklich Lebensfreude aufkommt.

Es sei auf den Literaturanhang verwiesen; für Interessierte sind dort entsprechende weiterführende Bücher aufgeführt, die diese Themen noch vertiefen.

32. Künstlerische Therapien

Die anthroposophisch erweiterte Onkologie hat neben der ISCADOR®-Therapie weitere Verfahren zur Verfügung, die gezielt bei tumorkranken Patienten eingesetzt werden können.

Heileurythmie

Die Heileurythmie ist eine Bewegungstherapie, die immer aufgrund der Diagnose des Arztes verordnet wird und von einer diplomierten Heileurythmistin (fünfjährige Ausbildungszeit!) in Zusammenarbeit mit dem Arzt ausgeübt wird. Sie wurde den Ärzten von Rudolf Steiner als therapeutisches Instrument übergeben. Das bewusste Einwirken durch eine künstlerisch-therapeutische Tätigkeit erfordert zunächst einmal eine differenzierte Kenntnis des gesunden und kranken Organismus.

Krebspatienten erleben in der Heileurythmie, dass sie die Möglichkeit haben, aktiv etwas zu ihrem Heilungsprozess beizutragen und nicht passiv der Krankheit ausgeliefert zu sein. Dies führt schon unmittelbar zu einer Verbesserung des Befindens. Das seelische Erleben des Menschen richtet sich auch nach den objektiven Gesetzen der Sprache, die bei der Heileurythmie in der Bewegungsgestaltung ausgedrückt werden kann. Was sich durch das heileurythmische Üben organisch verändert, ist für den Patienten zunächst nicht unmittelbar festzustellen, da es sich um einen langfristigen Prozess handelt, bei dem das erkrankte Organ im Sinne einer Wiederherstellung der Organfunktion und Organgestalt therapiert werden soll.

Bei Mammakarzinom-Patientinnen kann das erkrankte Organ natürlich nicht wiederhergestellt werden, es kann jedoch versucht werden, eine harmonische innere Ganzheit nach der doch oft verstümmelnden Operation zu erreichen und der Patientin das weitere Leben in diesem Zustand zu ermöglichen.

Die häufig bei krebskranken Menschen erlebte Kraftlosigkeit kann durch heileurythmische Übungen günstig beeinflusst werden. Das Gleiche gilt für die Lockerung erstarrter Bewegungsformen, was dazu führt, dass durch die Steigerung der eigenen Aktivität wieder Zuversicht und Kraft angeregt werden, auch, um sich mit der Krebskrankheit biografisch weiter auseinander zu setzen.

Die Heileurythmie kann die Kräfteströme im Körper so lenken, dass keine Fremdkräfte als Inseln mehr im Organismus übrig bleiben, sondern die Einheit von Leib, Seele und Geist wiederhergestellt wird. Auch kann sie organisch eine Verbesserung der Lymphstauungen bewirken, die bei Mammakarzinom-Patientinnen mit einer Axilladissektion ja häufig auftreten. Viele berichten sogar von einer Linderung der Schmerzen, die nicht nur während der heileurythmischen Übungen anhält, sondern längerfristig empfunden wird. So kann diese Bewegungstherapie die Wahrnehmung vermitteln, dass man Kräfte und Fähigkeiten in sich trägt, die sonst nicht zum Bewusstsein kommen.

Als therapierender Arzt ist mir insbesondere wichtig, dass durch die Heileurythmie versucht wird, die Kräfteströme der Wesensglieder im Organismus, die durch Operation, Bestrahlung, Chemotherapie oder durch die hormonelle Therapie vielfältig unterbrochen, vermindert oder stark in ihrer Funktion beeinträchtigt worden sind, wieder zu stärken und zu harmonisieren. Man muss einmal bei Patienten diese Wirkungen erlebt haben, um dies nachvollziehen zu können. Deshalb ist die Heileurythmie für uns in der Nachsorgetherapie beim Mammakarzinom unverzichtbar geworden.

Therapeutisches Malen

Das therapeutische Malen wird in anthroposophischen Kliniken, aber auch in vielen Praxen häufig eingesetzt, um, wie bei der Heileurythmie, das künstlerische Tun des Patienten zu fördern und durch das Erleben von Form und Farbe die Wesensglieder in einer entsprechenden Weise anzuregen. Es sind heute zahlreiche wissenschaftliche Veröffentlichungen erschienen, die darlegen, wie durch eine solche Kunsttherapie eine Verbesserung physischer und seelischer Komponenten erreicht werden kann.

Chemotherapie oder Hormontherapie führen bei vielen Patienten zu einer Starre im physischen, im rhythmischen und im seelischen Erleben. Gerade die Maltherapie kann solche Erstarrungen wieder in Bewegung bringen.

Therapeutisches Plastizieren

Beim therapeutischen Plastizieren gilt im Prinzip das Gleiche wie beim therapeutischen Malen. Wir haben hier allerdings ein Medium, das stärker formend, ja wirklich plastizierend wirkt und die Formkräfte von Patienten wieder stärken kann. Manche zeigen unter ihren Krebstherapien keine Starrezeichen, sondern eher eine auflösende, ausfließende Tendenz; sie müssen mit therapeutischem Plastizieren beschäftigt werden, um die entsprechenden Formkräfte wieder aufzubauen.

Farblicht-Therapie

Die Farblicht-Therapie wird in verschiedenen anthroposophischen Kliniken, zum Beispiel der Lukas-Klinik in Arlesheim/Schweiz und der Filderklinik bei Stuttgart (siehe Klinikteil), durchgeführt, aber auch in einigen Praxen. Auch sie beruht auf einer Angabe Rudolf Steiners und der Tatsache, dass viele Krebspatienten, insbesondere unter Chemotherapie oder Bestrahlung, die Gegenbilder zu bestimmten Farben nicht mehr sehen können.

Therapeutisch wird so vorgegangen, dass der Patient mit Begleitung in einem verdunkelten Raum sitzt und eine gegenüberliegende Wand intensiv mit einer Farbe, zum Beispiel Rot, bestrahlt wird. Nach einigen Minuten wird dieses Licht gelöscht. Im Augenhintergrund des Patienten müsste jetzt die Komplementärfarbe Grün auftreten. Bei vielen Krebspatienten herrscht hier aber eine deutliche Schwärzung, die Komplementärfarbe kann nicht gesehen werden. Insbesondere ist dies aufgefallen nach massiver Chemotherapie, aber auch unter den Aromatasehemmern. Es ist für den Patienten therapeutisch wichtig, dass hier wieder eine Ganzheit erlangt wird, und dazu gehört, dass sich nach einem intensiven Farbeindruck in seinem Auge und in seinem Innern die Komplementärfarben dazu wieder bilden. Es wird als sehr wohltuend erlebt, wenn dies durch therapeutisches Üben wieder geschieht. Wir haben auch den Hinweis, dass Patienten, die lernen, die Komplementärfarben wieder zu sehen, eine deutlich bessere Tumorprognose haben als solche, bei denen das nicht möglich ist.

Eine weitere Forschungsaufgabe ist es, die Wirkung der Farbe auf den Gesamtorganismus zu untersuchen. So können wir unterschiedliche Veränderungen von Laborparametern, aber auch physischen und psychischen Befindlichkeiten feststellen, wenn wir den Patienten für einige Zeit zum Beispiel in einen rot gestrichenen oder rot ausgeleuchteten Raum setzen oder aber in einen blauen. Hier muss Forschungsarbeit geleistet werden, um eine therapeutische Relevanz der Ganzkörperbestrahlung mit bestimmten Farben zu erreichen.

Musiktherapie

Für jeden ist erlebbar, dass sich durch die Musik das seelische Befinden wie auch die physische und seelische Gesamtsituation verändern kann, je nachdem, welche Musik gehört wird. Das ist auch abhängig von der Stimmung, in der man sich gerade befindet. Die Musiktherapie versucht nun, durch therapeutisches Tun mit einfachen Musikinstrumenten sowohl die seelische Komponente anzuregen als auch die rhythmischen Vorgänge im Patienten zu beeinflussen und zu harmonisieren, die durch die Erkrankung und die Therapien gestört sind.

Therapeutische Sprachgestaltung

Die therapeutische Sprachgestaltung in der anthroposophischen Medizin versteht sich ebenfalls als eine Kunsttherapie und arbeitet mit Übungen aus Lauten, Silben und Worten sowie mit lyrischen oder dramatischen Texten, die mit besonderer Betonung und Gestik gesprochen werden. Es ist eine aktive Therapieform. Sie wurde zu Beginn des 20. Jahrhunderts aus der Zusammenarbeit der Schauspielerin Marie Steiner mit dem Geisteswissenschaftler Rudolf Steiner entwickelt und führte zu neuen Formen der Rezitation und des Schauspiels. Gleichzeitig entstanden aber auch Grundlagen für eine therapeutische Erweiterung dieser Methode.

In der Sprachgestaltung werden zu der inhaltlichen Seite der Sprache ihre Elemente wie Lautqualitäten, Rhythmen und Atemführung beachtet und geschult. Dabei steigern sich die Erlebnis- und Ausdrucksfähigkeit, die Wahrnehmung und besonders das Hören. Die Wirkungen auf die Atmung werden immer mittelbar, nicht durch Bewusstmachung des Atemvorganges erzielt. Eine durch die Rede geforderte Ausatmung erzeugt eine tiefere Einatmung. Erst ein seelisch impulsiertes

Einatmen gibt Kraft für organisch wirksame Laute und Rhythmen. Es entsteht aus Bild und Erlebnis und wird als erfrischend und belebend erfahren, statt unvermeidlich und beengend.

Durch Gesten, die mit gymnastischen Übungen vorbereitet werden können, lernt der Patient eine »zweite«, oft verkümmerte Sprache in sich zu entdecken. Sie regt die Fantasie an, befreit den Atem und hilft ihm, sich aus festgefahrenen Rollen zu lösen. Daraus entstehen neue Gesprächs- und Auseinandersetzungsfähigkeiten.

Die therapeutische Sprachgestaltung dient also nicht nur der Behandlung von Sprach- und Sprechstörungen, sondern ermöglicht auch den gezielten Umgang mit den unterschiedlichsten Erkrankungen, gerade auch dann, wenn das Verhältnis von Leib, Seele und Geist gestört ist. Auch sie führt letztlich zu einer Harmonisierung der Wesensglieder und zu einer besseren Strukturierung des Patienten und kann mithelfen, die Krebskrankheit zu überwinden.

33. Nachsorge-Kuren

Viele Patienten möchten nach Abschluss ihrer Primärtherapie eigentlich keine Kurmaßnahmen durchführen, da sie das Gefühl haben, jetzt mit der Therapie fertig zu sein, und nicht schon wieder in eine Klinik gehen wollen, wo sie weiter mit ihrer Krankheit konfrontiert werden. Oft besteht auch die Befürchtung, dass sie in einer onkologischen Klinik, in der nur Krebspatienten behandelt werden, andere kennen lernen, bei denen die Krankheit schon weiter fortgeschritten ist, was zu einer deutlichen Belastung führt, weil man sozusagen vorgeführt bekommt, wie es einem ergehen kann, wenn die Therapie versagt hat.

Auch ist zu bedenken, ob eine Erholung fernab von der Familie tatsächlich erfolgreich sein kann. Viele Frauen haben ein schlechtes Gewissen, wenn sie ihre Kinder für drei bis vier Wochen allein lassen oder jemand anderem anvertrauen müssen.

Hier muss aber einmal deutlich gesagt werden, dass jetzt einfach die Patientin im Mittelpunkt steht. Wenn es ihr gut geht und sie diese Krankheit überwindet, wird es auch ihrer Familie gut gehen. Ich bezeichne es als einen gesunden Egoismus, wenn zunächst einmal der Patient im Vordergrund steht und die Familie oder auch die Kinder zurückstehen müssen. Die Hauptsache ist die Gesundung, in diesem Fall der Ehepartnerin und der Mutter, um für die ganze Familie Gutes zu erreichen. Was bedeuten schon drei Wochen schlechtere Versorgung für die Familie, wenn dem gegenüber die Erholung der Mutter und damit eine bessere Chance auf ein längeres Überleben oder auf eine Heilung erreicht wird?

Deswegen raten wir unbedingt zur Durchführung einer Kurbehandlung.

Anders ist das in einem metastasierenden Stadium. Da können die Familie oder auch die Kinder die Motivation sein, noch einmal Therapien, zum Beispiel die Chemotherapie, in Angriff zu nehmen. Hier kann es durchaus Fälle geben, in denen eine Kur nicht initiiert ist, weil sie die Motivation für weitere Therapien sogar vermindern könnte. Der betreuende Arzt muss dies im ausführlichen Gespräch mit der Patientin abwägen.

Rechtliche Voraussetzungen

Die *Anschlussheilbehandlung (AHB)* ist eine Rehabilitationsmaßnahme, die spätestens zwei Wochen (in Ausnahmefällen bis zu fünf Wochen) nach der Operation oder Bestrahlung begonnen werden muss. Der Antrag auf die AHB muss durch das Krankenhaus, in dem Sie operiert worden sind, oder durch den behandelnden Strahlenarzt noch während der stationären Behandlung oder während der ambulanten Bestrahlung gestellt werden. Falls keine Bestrahlung vorgesehen ist, können Sie vom Krankenhaus direkt in die von Ihnen gewählte Rehabilitationsklinik verlegt werden. Der Sozialdienst Ihres Krankenhauses verfügt über eine Liste der infrage kommenden Einrichtungen und kann Sie beraten. Für BfA-Versicherte besteht ein Wunsch- und Wahlrecht für eine AHB-Klinik im Umkreis von 200 km. Andere Kostenträger behalten sich das Recht vor, die Einrichtung für die stationäre Anschlussheilbehandlung selbst auszuwählen.

Eine AHB dauert drei Wochen und kann aus medizinischen Gründen verlängert werden. Bei gesetzlich versicherten Patienten kommt der Rentenversicherungsträger (BfA, LVA o.a.) für die Kosten auf. Für die privaten Krankenversicherungen besteht hingegen keine Zahlungsverpflichtung. Allerdings erkennen die meisten Krankenkassen eine stationäre Rehabilitation als Bestandteil der Gesamtbehandlung nach einer Brustkrebserkrankung an. Voraussetzung ist ein ärztliches Gutachten der behandelnden Ärzte über die medizinische Notwendigkeit.

Wenn Sie keine Bestrahlung bekommen haben, sondern ausschließlich mit Chemotherapie behandelt worden sind, haben Sie, auch wenn dies nicht nachvollziehbar ist, kein Anrecht auf eine Anschlussheilbehandlung. In diesem Falle tritt die ebenfalls dreiwöchige *Anschlussgesundheitsmaßnahme (AGM)* an die Stelle der AHB. Auch Privatpatienten, die in der BfA rentenversichert sind, oder Kassenpatienten, bei denen aus medizinischen Gründen eine AHB nicht unmittelbar nach der Operation eingeleitet werden konnte, können eine AGM beantragen. Der Unterschied zwischen der AHB und der AGM besteht ausschließlich in der sozialrechtlichen Grundlage und in der Frage des Kostenträgers.

Anthroposophische Sanatorien

In Deutschland gibt es zahlreiche anthroposophische Kliniken oder Kliniken mit einer anthroposophischen Abteilung.

Weiterhin gibt es drei anthroposophische Sanatorien, in denen eine Krebsnachsorgekur durchgeführt werden kann. An ein Nachsorgeprogramm sind bestimmte Anforderungen zu stellen, die nicht von allen Kliniken erfüllt werden. Die anthroposophischen Sanatorien sind

- die Rehabilitationsklinik Schloss Hamborn; diese Klinik ist sowohl für Krankenkassen als auch für die BfA zugelassen
- das Sanatorium Haus am Stalten
- und das Sanatorium Sonneneck, beide im Südschwarzwald gelegen. Diese beiden Sanatorien sind nur für Krankenkassenbehandlung zugelassen, BfA-Kuren können dort nicht durchgeführt werden.

Die Adressen der drei Kliniken finden Sie im Anhang. Diese Kliniken sind gerne bereit, Ihnen weitere Auskünfte über rechtliche Voraussetzungen zu geben.

Anforderungen an ein Kurprogramm

An eine Kurklinik stellt die anthroposophisch erweiterte Onkologie bestimmte Anforderungen. Sei werden von den drei genannten anthroposophischen Sanatorien erfüllt.

Es genügt nicht, nur eine »Klimakur« zu machen, das heißt nur Abstand von den häuslichen Gegebenheiten zu gewinnen. Dies ist zwar auch wichtig, reicht aber nicht aus für das notwendige Therapieprogramm, das nach einer so schweren Krebserkrankung notwendig ist.

Auch, salopp gesagt, die alleinige Durchführung einer Kur mit »Fango und Tango« ist bei weitem nicht ausreichend, auch wenn – lächelnd gesprochen – die Lebensfreude durch ein solches Programm gesteigert werden mag.

Wir stellen uns vor, dass in einem anthroposophischen Sanatorium eine genaue Anamnese der Krebserkrankung erhoben und die Risikostruktur der einzelnen Patienten beleuchtet wird. Dabei sollte die Patientin nach Leib, Seele und Geist wahrgenommen werden. Bezüglich der therapeutischen Situation ist zumeist die primäre Krebstherapie abgeschlossen und es geht darum, die vielfältigen Störungen, die auf physischer, seelischer und geistiger Ebene zurückgeblieben sind, anzugehen, und zwar sowohl mit Medikamenten als auch mit psychoonkologischen Gesprächen und mit künstlerischen Therapien.

Es sollte also eine psychoonkologische Beratung möglich sein wie auch ein therapeutisches Programm in Sinne der dargestellten künstlerischen Therapien angeboten werden. Dabei ist es wichtig, dass für die einzelnen Therapien genügend Zeit und Raum gegeben wird. Ein Therapiestress ist zu vermeiden. Fünf verschiedene künstlerische Therapien an einem Tag sind sicher nicht günstig, es ist besser, zwei dieser Therapien richtig durchzuführen.

Zu einem strukturierten Kurprogramm gehört auch eine Aufklärung des Patienten über die rechtlichen Voraussetzungen für weitere Kuren, die Voraussetzung für die Erlangung eines Schwerbehindertenausweises und eine Beratung über die weitere Berufstätigkeit oder eine eventuelle Zeitrente oder Frühpensionierung. Gerade in einem solchen geschützten Raum wie einer Kur, wo der Patient auch bereit ist, eventuell Neues zu wagen, kann ausführlich über diese Dinge gesprochen werden.

Weiterhin sollte die Ernährung in einem solchen Sanatorium so sein, wie wir es bei der Ernährungsumstellung beschrieben haben. Die dort genannten Kriterien für die Essenszubereitung und für die Speisenauswahl sollten erfüllt werden. Außerdem gehört in ein Kurprogramm die Unterweisung des Patienten über die weitere Lebensgestaltung bzw. Lebensführung bis hin zu Kursen über die richtige Ernährung.

Das ganze Kurprogramm ist also keineswegs auf Fango-Tango ausgerichtet, sondern sollte ein Lehrprogramm bieten, durch das der Patient in den drei bis vier Wochen lernt, mit seiner Erkrankung umzugehen, durch das er aber auch die rechtlichen Voraussetzungen für seine weitere Berufstätigkeit erfährt, sodass er sich Gedanken machen kann, wie es in Familie und Beruf weitergehen könnte.

34. Zusatzmedikamente

Die heute angebotenen Zusatzmedikamente sind fast nicht mehr überschaubar, hier ist die Alternativonkologie ein richtiger Markt geworden. Es gilt, die Spreu vom Weizen zu trennen und herauszufiltern, welche Medikamente tatsächlich notwendig sind. Wir sind der Meinung, dass allgemein zu viele Medikamente eingenommen werden. Die Situation ist natürlich auch sehr schwierig für den einzelnen schwer kranken Menschen, da er von allen Bekannten und Verwandten Hinweise und Fallschilderungen bekommt, bei denen bestimmte Tees, Medikamente oder Therapieverfahren unglaublich gute Erfolge erzielt haben. Generell ist zu raten, diese Schilderungen sehr genau zu prüfen, da Wunder in der Onkologie leider selten sind.

Wir wollen die Zusatzmedikamente in immunstimulierend, organprotektiv, entgiftend und Krebstherapie begleitend unterteilen.

Immunstimulierende Medikamente

Sollte die Misteltherapie allein nicht genügend immunstimulierend wirken, was aus den oben beschriebenen Laborwerten festgestellt werden kann, so gibt es verschiedene Zusatzmedikamente, die eingesetzt werden können. Wichtig ist, zunächst immer erst mit *einem* Medikament zu beginnen, vorzugsweise mit ISCADOR®, dann nach sechs bis acht Wochen eine Analyse der Immunveränderungen durchzuführen, um zu entscheiden, ob ein weiteres Medikament notwendig ist. Besser als gut kann ein Immunsystem nicht sein, sodass bei guten Immunverhältnissen eine weitere Immuntherapie völlig sinnlos ist, ja den Körper vielleicht überfordert und im Sinne einer Überstimulation wirken kann. Einer Überstimulation folgt aber oft eine Immundepression, in der die Immunregulation des Körpers völlig abgeschaltet wird und Tumorzellen einen gewaltigen Wachstumsschub bekommen können. Von einer solchen Überstimulation muss deshalb gewarnt werden. Jeder Patient, der mehrere immunstimulierende Medikamente gleichzeitig nimmt, sollte darauf achten, dass sein Immunsystem kontrolliert wird, um diese Gefahr zu vermeiden.

a) *Eleu-Kokk®:* Hierbei handelt es sich um die Taigawurzel, die sowohl für die B-Lymphozyten und für die virale und Bakterienabwehr als auch für die T-Lymphozyten stark immunstimulierend ist. Eine alleinige Therapie mit Eleu-Kokk® ist allerdings nicht ausreichend, aber in Kombination mit ISCADOR® erzielen wir hier sehr gute Werte bezüglich des Anstieges des Interleukin 2-Rezeptors, aber auch der Leukozyten, Lymphozyten und eosinophilen Granulozyten sowie des EFT-Wertes.
b) *Padma 28®:* Dieses tibetanische Heilmittel, aus sechs verschiedenen tibetanischen Heilkräutern gemischt, ist zum einen durchblutungsfördernd, was oft, besonders bei älteren Patienten, hilfreich ist. Zum anderen wirkt es ebenfalls gut immunstimulierend, insbesondere der Interleukin 2-Rezeptor steigt unter diesem Präparat massiv an. Aber auch hier gilt, dass eine alleinige Therapie mit Padma® 28 nicht ausreichend ist, sondern nur in Kombination mit ISCADOR® von einer guten Immunregulation ausgegangen werden kann.
c) *Vitamin C-Infusionen:* Vitamin C ist stark immunstimulierend, wenn es in Dosierungen von über 10 g gegeben wird. Da Vitamin C oral nur in einer Dosis von 500 mg aufgenommen werden kann und eine höhere Dosierung einfach über den Magen-Darm-Kanal ohne Aufnahme in den Or-

ganismus wieder ausgeschieden wird, muss es in höheren Dosierungen als Infusion zugeführt werden. Es gibt von der Firma Loges und der Firma Pascoe Vitamin C-Infusionspräparate. Man beginnt mit einer Infusion von 7,5 g mit einer Laufzeit von einer Stunde. Die Infusionen sind an sich relativ gut verträglich, wir beginnen trotzdem mit 7,5 g, um die individuelle Verträglichkeit des Patienten zu prüfen. Mit der zweiten Infusion steigern wir auf 15 g und führen wöchentlich eine Infusion durch. Öftere Infusionen pro Woche zeigen keine besseren Ergebnisse, erhöhen jedoch die Kosten. Sie liegen bei ca. 45 € pro Infusion.
Wir geben immer zehn Infusionen und kontrollieren dann das Immunsystem, um zu sehen, welche Veränderung bewirkt wurde. Damit können wir auch entscheiden, ob weitere Infusionen gerechtfertigt sind. Das können nochmals zehn sein, wobei der Rhythmus variiert werden kann. So suchen wir nach der Erhaltungsdosis, die einmal wöchentlich, alle 14 Tage oder auch einmal alle drei Wochen gegeben werden kann.
Vitamin C ist auch ein guter Radikalfänger. Die freien Radikale, die wir im weiteren Verlauf besprechen werden, sind bei Krebspatienten vor allem unter Chemotherapie und Bestrahlung relativ hoch und müssen gesenkt werden. Andere Radikalfänger müssen dann eventuell reduziert werden, um die freien Radikale nicht zu stark zu senken.

Organprotektive Medikamente

Hier handelt es sich um Medikamente aus der anthroposophischen Medizin, die den Organismus vor dem Angriff eventueller Tumorzellen, aber auch vor den aggressiven Auswirkungen der Bestrahlungsbehandlung und der Chemotherapie schützen.

a) *Cardiodoron®:* wirkt kreislaufstabillisierend und -ausgleichend. Nachweislich werden leicht erhöhte Blutdruckwerte gesenkt und niedrige Blutdruckwerte in den Normbereich zurückgebracht, gleichzeitig wird eine Stabilisierung der Herzfunktion erreicht, die zum Beispiel während einer Chemotherapie mit Alkylanzien und Taxanen notwendig ist.

b) *Hepatodoron®:* Dieses Heilmittel wirkt leberschonend und leberentgiftend. Es ist bei jeder Krebstherapie unverzichtbar, da sie alle einen Vergiftungscharakter haben und die Abbauprodukte zum größten Teil über die Leber ausgeschieden werden. Außerdem leidet die Leber unter anderen Auswirkungen der Krebskrankheit, wie zum Beispiel Stauungen und Ödemen, oder unter der Einnahme starker Schmerzmittel, Fehlernährung und Rhythmusstörungen im Bereich der Nahrungsaufnahme. All diese Faktoren muss die Leber verarbeiten und ausgleichen. Dafür ist Hepatodoron® hilfreich.

c) *Cerussit und Pyromorphit:* Diese beiden Medikamente werden in einer D8 gegeben. Sie stabilisieren den Knochenstoffwechsel und wirken protektiv gegen Knochenmetastasen oder helfen, diese zu begrenzen und die Schmerzen etwas zu lindern.

Entgiftende Medikamente

a) *Hepatodoron®* – wie oben schon erwähnt.

b) *Silibene®*, ein Mariendistelmedikament, das die Leberfunktion anregt und leberprotektiv wirkt, aber auch die Entgiftungsfunktion der Leber unterstützt.

c) *Scilla 10 %:* regt die Ausscheidungsfunktionen an und wirkt damit ebenfalls entgiftend.

Krebstherapie begleitende Medikamente

a) *Amara-Tropfen:* werden bei Störungen der Bewegungsabläufe, bei Appetitmangel, bei Strahlenfolgeschäden an Magen und Dünndarm sowie zur Anregung und Bildung von Verdauungssäften gegeben.

b) *Balsamischer Melissengeist Weleda:* ein einfaches Medikament bei Übelkeit und Erbrechen mit erstaunlicher Wirkung. Weiterhin bei Störung der Sekretionsverhältnisse im Magen-Darm-Kanal.

c) *Weleda Calendula-Essenz:* hat sich sehr bewährt zur Spülung entzündeter Schleimhäute, bei einer verzögerten Wundheilung und bei oberflächennahen Entzündungen.

d) *Calendula Wundsalbe:* Auch diese Salbe geben wir bei oberflächennahen Entzündungen, bei verzögerter Wundheilung und bei Neigung zu Vereiterung.

e) *Hypericum Auro cultum®, Herba D2:* bei funktionellen Störungen des Herz-Kreislauf-Systems und bei Depressionen, wie sie ja bei Tumorkrankheiten häufig auftreten. Aber auch die Anregung der Sinne, die unter der Chemotherapie oft abgestumpft sind, ist eine Indikation dafür.

f) *Digestodoron®:* wird bei Sodbrennen, Übelkeit, Meteorismus und Durchfall verabreicht, aber auch bei Verstopfung und zum Organschutz des Darmes bei Chemotherapie.

g) *Combudoron®* dient zur Therapie von Verbrennungen ersten und zweiten Grades, es kann auch bei akuten Strahlenschäden angewendet werden, jedoch nicht während der Bestrahlung. Es ist auch sehr hilfreich, um die Entzündungsneigung nach ISCADOR®-Spritzen einzudämmen, kühlend zu wirken und den Juckreiz zu nehmen.

h) *Choleodoron®: wirkt* bei Funktionsstörungen von Leber und Galle, wie wir sie häufig nach Chemotherapie finden.

35. Inhalation mit ISCADOR®

Inhalationen mit ISCADOR® werden von uns insbesondere mit ISCADOR® M 5 mg spezial oder mit ISCADOR® Qu 5 mg spezial gemacht. Die Indikationen sind Lungenmetastasen, inoperable Tumoren im Bereich der Lunge, Lungenfibrose nach Radiatio, entzündliche Veränderungen nach Bestrahlung im Bereich der Lunge, Mundtrockenheit nach Bestrahlung im Kopf-Hals-Bereich und bei chronischen Infekten, die keiner weiteren Therapie zugänglich sind. Zur Inhalation dient der so genannte Ad-Applicator (Ampoule-Direct-Applikator) der Firma Braun. Er kann über Apotheken bezogen werden und wird von der Firma Heel, Baden-Baden, vertrieben.

Es handelt sich um ein kleines Gerät, in das eine geöffnete Ampulle ISCADOR® Qu oder ISCADOR® M 5 mg spezial eingeschoben werden kann und das eine gute Zerstäubung bietet, sodass die Inhalation bis in tiefere Lungenschichten gewährleistet ist. Das Verfahren ist sehr einfach, der Applikator liegt vom Preis her unter 5 €. Täglich wird eine Ampulle inhaliert, höhere Dosierungen empfehlen sich nicht. Für die oben genannten Indikationen wirkt die Inhalation manchmal fast wie ein Wunder.

Bei Lungenmetastasen

Bei Lungenmetastasen fällt auf, dass es nach der Inhalation weniger Blutungen gibt, dass der Reizhusten gemildert wird und dass Sekundärinfekte deutlich weniger gehäuft auftreten. Natürlich lassen sich die Lungenmetastasen nicht mit der Inhalation allein behandeln, aber es ist doch ein wichtiges Zusatzmedikament, das wir nicht mehr missen möchten.

Bei Strahlenschäden

Nach Bestrahlung im Bereich der Thoraxwand gibt es häufig Strahlenschäden, die zunächst einmal wie eine sterile Entzündung imponieren und zu einem Reizhusten, aber auch zur Einschränkung der Atemkapazität führen. Auch hier haben wir den Eindruck, dass die Inhalation mit ISCADOR® spezial zu einem deutlichen Rückgang der subjektiven Beschwerden und zu einer schnelleren Heilung der sterilen Entzündung führen, sodass der Organismus sehr viel schneller das geschädigte Gewebe umwandelt und wieder in seine Ganzheit integriert.

Bei chronischen Infekten nach Chemotherapie

Bei chronischen Infekten nach Chemotherapie sehen wir eine deutliche Verbesserung der Infektneigung. Es ist wohl so, dass bei einer ganzen Reihe von Patienten nach Chemotherapie die Immunglobuline auf den Schleimhäuten reduziert sind. Diese Immunglobuline stellen die First-Line-Abwehr zum Beispiel auf den Bronchien dar. Wenn diese Abwehr nicht mehr besteht, kommt es relativ häufig zum Eindringen von Viren oder Bakterien in die Bronchialschleimhaut mit den nachfolgenden Infekten. Die ISCADOR®-Sprühinhalation führt zu einer Verbesserung der Immunglobulin-Ausscheidung auf den Schleimhautoberflächen und damit zu einer verbesserten Immunabwehr.

36. Behandlung exulzerierender Mammakarzinome

Exulzerierende Mammakarzinome sind heute durch die Bestrahlungsbehandlung relativ selten. Es gibt sie aber immer noch, insbesondere dann, wenn Lokalrezidive nach Vorbestrahlung auftreten und keiner weiteren Bestrahlungsbehandlung zugänglich sind. Diese exulzerierenden Mammakarzinome sind für die Patientin und für die Umgebung schwer erträglich, nicht nur durch den äußeren Anblick, sondern auch durch den entsprechenden Geruch, der sehr intensiv ist und die Patientin fast nicht mehr sozial verträglich macht.

Äußerliche Sprühbehandlung mit ISCADOR®

Wir benutzen den oben genannten Ad-Applicator der Firma Heel und besprühen das exulzerierende Mammakarzinom mit ISCADOR® Qu 5 mg spezial. Damit wird eine feintropfige großflächige Verteilung des ISCADORS® erreicht. Die feinen Sprühtröpfchen trocknen schnell an und haften gut auf der Oberfläche, sodass hier eine deutliche Geruchsbindung, eine weniger häufige Blutungsneigung und ein Schutz gegen weitere Exulzerationen gebildet wird.

Viscum Pini 5 % Salbe

ISCADOR® P ist als Gelatum erhältlich, eine gelartige Salbe, die Mistelsubstanz enthält und mit einer Kompresse auf die Wunde aufgebracht wird. Auch hier haben wir eine gute Geruchsbindung und eine deutlich weniger starke Blutungsneigung.

Wecesin®-Pulver

Bei diesem Puder der Firma Weleda handelt sich um einen Wundpuder, der die überschüssige Flüssigkeit aufnehmen kann, abheilend wirkt und ebenfalls eine sehr gute Geruchsbindung darstellt.

37. Antioxydantien und freie Radikale

Freie Radikale sind kurzlebige, hoch reaktive Substanzen, die Erbgut, Zellmembranen, Eiweißstoffe und das Immunsystem massiv schädigen. Sie werden durch Infektionen, Entzündungen, Ischämien, Allergien, Diabetes, Stress, aber insbesondere durch Chemotherapie und Bestrahlung gebildet. Um sie zu senken, werden die so genannten Radikalfänger eingesetzt, insbesondere die Vitamine E und C sowie Selen und Zink. Weiterhin dient eine ganze Reihe von Vitaminpräparaten der Minderung der freien Radikale; die meisten Patienten nehmen aber zu viele dieser Mittel ein.

Es gibt jedoch jetzt die ersten Warnhinweise. In einer Studie beim Bronchialkarzinom wurden Patienten, die nur eine Operation hinter sich hatten, mit solchen verglichen, die nach der Operation ein intensives Vitaminprogramm bekommen hatten. Erstaunlicherweise lebten letztere deutlich kürzer als diejenigen, die nur operiert worden waren. Im Nachhinein hat man die freien Radikale bestimmt, die durch das Vitaminprogramm massiv gesenkt worden waren, sodass fast gar keine mehr vorhanden waren.

Deshalb gilt auch hier wieder der goldene Mittelweg, wie wir ihn im Leben immer befolgen sollten. Eine bestimmte Menge an freien Radikalen ist nämlich notwendig für Stoffwechselvorgänge, Enzymanregungen und auch Immunvorgänge. Ohne freie Radikale werden diese Vorgänge nicht genügend gesteuert oder angestoßen, sodass dann von einer verminderten Immunlage und Stoffwechsellage ausgegangen werden kann.

Es empfiehlt sich also heute, die freien Radikale bestimmen zu lassen. Dafür gibt es verschiedene Methoden, die man bei jedem Arzt erfragen kann. Es gibt eine direkte Messung aus dem Blut, aber auch die Abschätzung der vorhandenen Menge aus dem Urin. Die Blutbestimmung ist vorzuziehen, weil sie deutlich genauer ist.

Weiterhin ist zu beachten, dass ISCADOR® auch als Radikalfänger wirkt. Wir haben bei all unseren Patienten gesehen, dass die Höhe der freien Radikale ungefähr um 50 Prozent gesenkt werden kann, wenn eine ISCADOR®-Therapie gemacht wird.

Wir gehen deshalb so vor, dass wir zunächst einmal die freien Radikale zusammen mit dem Immunsystem bestimmen, dann eine ISCADOR®-Therapie einleiten und nach sechs bis acht Wochen die nächste Messung vornehmen. In den allermeisten Fällen haben die Radikale sich um 50 Prozent verbessert, sodass dann entschieden werden kann, welche Zusatzmedikamente eventuell noch notwendig sind. Hier kommen grundsätzlich folgende Medikamente infrage:

1. Selen
2. Zink
3. Vitamin E
4. Vitamin C.

Wir würden zunächst einmal mit Selen beginnen. Es ist ein essenzielles Spurenelement, das mit der Nahrung aufgenommen wird. Die Hauptquelle ist tierisches und pflanzliches Eiweiß. Wie viel Selen jedoch heute in den Nahrungsmitteln enthalten ist, hängt von dessen Resorption durch die Pflanzen aus dem Boden ab. In Deutschland herrscht allgemein ein Selen-Mangel.

Im menschlichen Körper liegt das Selen vor allem als Bestandteil von Proteinen vor. Das bekannteste Selenprotein ist das Enzym Gluthation Peroxidase. Dessen Hauptaufgabe ist es, Zellen vor freien Radikalen zu schützen.

Selen hat verschiedene biologische Wirkungen. Es ist Bestandteil eines endogenen oxidativen Schutzsystems, das aus einer Gruppe von Enzymen besteht. Zu deren Funktion sind als Kofaktoren außerdem die Spurenelemente Fe, Zn, Cu und Mn erforderlich. Selenproteine dienen als Radikalfänger. Sie entgiften dementsprechend die aggressiven Metaboliten, die im Stoffwechsel gebildet werden.

Die Selenbehandlung vermindert eindeutig die Menge der freien Radikale, wie sie insbesondere bei unseren Krebspatienten durch Zytostatika und durch ionisierende Strahlen gebildet werden. Die freien Radikale sind darüber hinaus zytotoxisch und können mutagen wirken. Die bei einer Chemo- und Radiotherapie auftretenden toxischen Wirkungen auf Normalgewebe werden durch die massive Vermehrung freier Radikale verursacht. Selen ist deshalb auch in der Lage, die Kardiotoxizität von Adreamycin und die Nephrotoxizität von Cisplatin zu reduzieren.

Außerdem wirkt Selen auf das Immunsystem. Abwehrfunktionen wie Phagozytose, Chemotaxis sind von der zellulären Selenkonzentration abhängig. Selen steigert die Aktivität der zytotoxischen Lymphozyten und der Naturalkillerzellen. Von der Deutschen Gesellschaft für Onkologie werden 300 µg Natriumselenit täglich während einer Radio- oder Chemotherapie empfohlen und 100 µg täglich für die Dauer von fünf Jahren nach Abschluss der Radio-Chemotherapie.

Wie hieraus hervorgeht, bekommen alle unsere Patienten die genannte Selendosierung über ihre gesamte Nachsorgezeit; während Chemotherapie und Bestrahlungsbehandlung wird die Dosierung erhöht.

38. Sexualität und Mammakarzinom

Für viele Patienten ist die Sexualität ein Tabuthema. Dabei ist das Sexualleben bei vielen Krebskranken gestört. Dies bedeutet eine erhebliche Einbuße an Lebensqualität und Probleme in der Partnerbeziehung.

Eigentlich wünschte ein Großteil der Patienten Informationen zu diesen Fragen. Die meisten erwarten jedoch, von ihrem Arzt diesbezüglich angesprochen zu werden. Auf der anderen Seite sprechen Ärzte nur auf Nachfrage über mögliche sexuelle Probleme und halten sich für diesen Bereich für nicht zuständig, lieber überweisen sie an einen Psychologen oder Psychotherapeuten, was wiederum zur Kränkung der Patienten führen kann.

Wir Ärzte haben es aber auch nicht gelernt, über Sexualität zu reden. Man fühlt sich in diesem Bereich etwas verunsichert, da keiner weiß, ob die von ihm durchgeführte Sexualität »normal« ist.

Viele Körperorgane haben für die Menschen, außer ihrer reinen Funktion, eine symbolische Bedeutung, die als seelische Repräsentanz bezeichnet wird. Dazu gehört auch die weibliche Brust. Sie symbolisiert unter anderem die Fähigkeit von Frauen, zu nähren, zu stillen, zu geben, zu beruhigen, zu trösten. Sie verkörpert also Mütterlichkeit, Harmonie und Potenz. Die weibliche Brust versinnbildlicht aber auch Sexualität und Erotik, Stolz, Kraft und Macht.

Ist eine Frau an Brustkrebs erkrankt und wird operiert, eventuell mit Entfernung der gesamten Brust, erleidet sie häufig außer Angst und der körperlichen Beschädigung einen seelischen Schaden aufgrund der seelischen Repräsentanz dieses Organs. Das kann sich als Depression äußern mit einer Antriebslosigkeit, mit einem In-sich-Zurückziehen. Viele fühlen sich als Frau minderwertig und sind tief verunsichert in ihrer Partnerschaft und im gesamten sozialen Umfeld, was wiederum zu einer Isolation führen kann.

Therapeutisch ist es wichtig, sich in Gesprächen oder Gesprächsgruppen mit der Realangst nach der Operation und mit der Bearbeitung und Akzeptanz der körperlichen Veränderungen und Einschränkungen auseinander zu setzen. Trauer um Verlust der körperlichen Integrität, aber auch Wut auf den Körper, Kränkung, Scham und Schuldgefühle finden Raum in diesen Gesprächen. Ein weiteres für Frauen oft schambesetztes Thema, besonders auch im Zusammenhang mit Erkrankungen und operativen Eingriffen, ist die Sexualität. Durch ihre Enttabuisierung in der öffentlichen Diskussion und die freimütige Darstellung weiblicher »Schönheit« wurde heute ein Bild geschaffen, das mit den realen Wünschen und Bedürfnissen von Frauen oft wenig zu tun hat. Man denke nur an die vielfältigen sexuellen Anspielungen in der Werbung oder in Spielfilmen. Viele Frauen fühlen sich bezüglich ihrer Sexualität erheblich verunsichert und gehemmt und entwickeln Selbstzweifel und Depressionen. Auch leiden viele unter den hormonellen Therapien und unter dem klimakterischen Syndrom mit Unruhe, Hitzewallungen, Schlafstörungen und Depressionen. Hier kann durch pflanzliche Medikamente und ebenfalls durch Gespräche Abhilfe geschaffen werden.

Spricht ein Arzt über das Thema Sexualität offen und selbstverständlich, gibt er der Patientin zu erkennen, dass sexuelle Schwierigkeiten bei Tumorpatienten ein ernsthaftes Problem darstellen können. In den meisten Fällen können solche Störungen durch ärztliche Informationsvermittlung behoben werden. Dies hat häufig auch zur Folge, dass Patientinnen mit ihrem Partner offener über krankheitsbedingte Veränderungen der Sexualität kommunizieren und ihm gegenüber Ängste und Befürchtungen aussprechen können. Das Eingehen auf sexuelle Probleme signalisiert der Patientin aber auch, dass der

Arzt auch ihre Lebensqualität wichtig findet und sich nicht nur für ihre Laborwerte und Röntgenbefunde interessiert. In einem aufklärenden Gespräch kann viel vermittelt werden, so zum Beispiel über die Schmerzen beim Geschlechtsverkehr, den Libidoverlust oder die Fragen zur Kontrazeption und eventueller Schwangerschaft.

Eine häufige Nebenwirkung der antihormonellen Therapie ist die Trockenheit der Scheide, was Schmerzen beim Verkehr verursacht, der dadurch immer seltener wird und von vielen Frauen dann ganz eingestellt wird, weil es so natürlich nicht befriedigend ist und keinen Spaß macht. Hier hat sich das Damm-Massageöl von Weleda bewährt, das eigentlich in der Geburtshilfe eingesetzt wird; hier hat es die Funktion des Dammschutzes. Eingesetzt als Gleitmittel wirkt es aber sehr gut und befriedigend für die Patientin und den Partner. Solche Informationen erhält man als Arzt immer dann, wenn man mit Patientinnen spricht!

Manchmal ist es auch wichtig, den Ehepartner zu den Gesprächen hinzuzubitten. Generell sind wir Männer ja eher die »nicht-sprechenden Wesen« und ziehen uns lieber in uns selbst zurück, als dass wir das Gespräch suchen. So muss zum Beispiel einem Mann klargemacht werden, dass unter einer Therapie mit Aromatasehemmern die Lust der Partnerin auf Geschlechtsverkehr deutlich reduziert ist, was aber nicht bedeutet, dass nicht doch ein Bedürfnis nach Sexualität besteht und, wenn sie sozusagen »in vollem Gange« ist, auch als befriedigend erlebt werden kann. Es muss der Anstoß nur mehr vom Mann ausgehen, der also den deutlich aktiveren Part zu spielen hat. Dies muss uns Männern erklärt werden, da wir schnell beleidigt sind bei diesem Thema und uns eher zurückziehen, wenn wir keinen direkten Wunsch der Partnerin verspüren, und schnell der Meinung sind, dass sie kein Interesse mehr am Sexualverkehr hat oder uns nicht mehr liebt – oder andere Fantasiegebilde, die sich so in Männern aufbauen. Ein offenes Gespräch führt oft dazu, dass die Partner wieder miteinander reden können und eine befriedigende Sexualität erleben.

Auch wenn der normale Geschlechtsverkehr durch irgendwelche Veränderungen der Geschlechtsorgane nicht mehr möglich sein sollte, braucht es eben mehr Fantasie, um trotzdem eine befriedigende Sexualität erleben zu können. Und das ist sehr wohl möglich. Wir wissen das auch aus vielen Gesprächen mit an Prostatakrebs erkrankten Patienten, bei denen eine normale Erektion nicht mehr möglich ist. Wenn sich aber beide Partner die Zärtlichkeit erhalten, gibt es viele Formen der Sexualität, die für beide Teile befriedigend sind und ein glückliches Sexualleben ausmachen können. Viele Frauen berichten, dass die Veränderung der Sexualität, indem zum Beispiel das normale Eindringen nicht mehr möglich ist, nicht so gravierend erlebt wird, wenn dieser Mangel durch Fantasie und Zärtlichkeit ersetzt wird. Dies wird von Frauen, aber auch von uns Männern dann oft sogar als sehr viel befriedigender erlebt als der normale Verkehr, der doch häufig in wenigen Minuten »erledigt« ist.

39. Selbstregulationstraining nach Grossarth-Maticek

Ronald Grossarth-Maticek hat das Konzept der systemischen Epidemiologie entwickelt, die die Wechselwirkung unterschiedlicher Risikofaktoren erforscht, insbesondere die Dynamik zwischen physiologisch-organischen Bedingungen (genetische Veranlagung, Umweltfaktoren, Organvorschädigungen, Fehlernährung usw.) und psychosozialen Faktoren (soziales Umfeld, Stress, Hoffnungslosigkeit, Angst usw.) sowie verschiedenen Therapiemaßnahmen (konventionell, komplementär, psychotherapeutisch). Ein besonderes Interesse der systemischen Epidemiologie gilt der *Selbstregulation.* Gemeint ist die Fähigkeit des Menschen, durch Eigenaktivität, Wohlbefinden und inneres Gleichgewicht eine bedürfnisgerechte Anregung, Kompetenzgefühl und Kontrolle von Stresssituationen zu erreichen. Wichtig zu bemerken ist, dass es hierbei nicht um Wellness geht, sondern dass es vordringlich auf die Eigenaktivität und auf die bedürfnisgerechte Anregung und Stimulation verschiedener Faktoren ankommt, die auch sozial verträglich durchgeführt werden sollen. Mit einem speziell entwickelten Fragebogen lassen sich bei gesunden und kranken Probanden verschiedene Grade (1 bis 6) dieser Selbstregulation erfassen.

Im Anhang finden Sie einen Kurzfragebogen zur Selbstregulation, der die wesentlichen Fragen enthält.

Es hat sich gezeigt: Je besser die Selbstregulation ist, desto länger ist die Überlebenszeit bei allen Formen der Krebserkrankung, gerade auch beim Mammakarzinom. Patienten mit einer guten Selbstregulation haben eine sehr gute Chance, ihre Krebskrankheit erheblich länger zu überleben.

Die Arbeit an der eigenen Selbstregulation, nach der man seinen individuellen Ausgangspunkt anhand der Fragebögen erstellt hat, führt dazu, dass sich mit der Zeit ein inneres Gleichgewicht einstellt. Negative Hemmungen zum Beispiel werden reduziert und treten immer seltener auf, die Emotionen und das rationale Denken werden in Einklang und in einen Zusammenhang gebracht und bestimmen nicht mehr isoliert das Leben.

Für viele Krebspatienten ist es wichtig, die Fähigkeit zu entwickeln, sich selbst zu beobachten, für sich selbst zu sorgen und sich als Individuum zu beachten. Schwierige Situationen werden gut bewältigt, wodurch eine persönliche Befriedigung erreicht und das allgemeine Wohlbefinden verbessert wird.

Im körperlichen Bereich führt die Selbstregulation zu einer Verbesserung der Ernährung, die wiederum eine bessere Prognose der Krebserkrankung zur Folge hat. Da der Patient mehr auf sich achtet, wird auch sein Alkohol- und Nikotinkonsum abgebaut, der Verbrauch von Medikamenten reduziert. Auch das Erschöpfungssyndrom, das viele Patienten massiv belastet, wird durch die Regelmäßigkeit der Übungen deutlich reduziert.

Es empfiehlt sich nicht nur für Krebspatienten, diesen Fragebogen einmal durchzuarbeiten, sondern für alle, auch für Ärzte, und nicht erst dann, wenn man eine Krebserkrankung durchmacht!

Machen Sie den Versuch, mit dem Kurzfragebogen Ihren Grad der eigenen Selbstregulation zu erfahren. Wichtig dabei ist, dass man die Antworten ehrlich gibt, da sonst die Auswertung natürlich sinnlos ist.

Wir haben in einer eigenen Praxisbeobachtung beim Mammakarzinom bei 70 Patientinnen über ein Jahr verfolgt, wie die Selbstregulation sie verändert hat. Am Anfang der Untersuchung waren die meisten in einem eher schlechten Stadium, nach sechs Monaten und noch besser nach neun Monaten waren fast alle in einem guten oder sehr guten Bereich angekommen. Diejenigen, die dieses Programm mitgemacht haben, hatten erstaunliche Ergebnisse bezüglich ihrer Tumorerkrankung und haben nach meiner Ansicht jetzt eine sehr viel bessere Prognose.

40. Visualisiserungsübungen nach Simonton

C.O. Simonton ist ein amerikanischer Psychoonkologe, der vor Jahrzehnten ein Visualisierungsprogramm aufgebaut hat, das erstaunliche Überlebenszeiten liefert. Die Idee ist, innere Bilder aufzubauen, zum Beispiel die körpereigenen Abwehrzellen zu meditieren, denen man ein martialisches Bild zuordnen kann, und sich vorzustellen, wie sie auf die Tumorzellen losgehen, diese abtöten und aus dem Körper werfen.

Dies ist eine sehr verkürzt dargestellte Visualisierung. Das Programm von Simonton ist sehr ausführlich und umschließt viele Faktoren von der Immunstimulation über den Tod der Krebszelle, verschiedene Entspannungsübungen, Übungen beim Rezidiv bis hin zur Vorstellung des eigenen Todes.

In diesen Visualisierungsübungen wird – vereinfacht ausgedrückt – dem Patienten eine Methode gelehrt, wie er durch Meditationsübungen sein Immunsystem und bestimmte Immunzellen aktivieren kann, wie er auf seinen Ratgeber zu hören lernen kann und wie er sich gegen alle die Rückschläge, die oft mit einer Tumortherapie verbunden sind, wappnen kann. Es handelt sich um ein ausgereiftes Verfahren, das heute von vielen Therapeuten als Einzeltherapie oder Gruppentherapie angewandt wird.

Wir haben gerade beim metastasierenden Mammakarzinom in unserer Praxis eine Studie durchgeführt und erlebt, dass die durchschnittliche Überlebenszeit von Patientinnen, die an dem Simonton-Programm teilgenommen haben, um durchschnittlich acht Monate verlängert wurde. Vergleichende Ergebnisse gibt es auch für Patienten mit anderen Karzinomen.

Die Visualisierungsübungen werden uns beim nächsten Kapitel, dem Psychotraining, noch einmal beschäftigen.

41. Psychotraining nach Wagner

Dieser kleine Auszug aus dem Psychotraining beruht auf meinem Buch *Krebs – den Lebensfaden wiederfinden,* erschienen im Verlag Mayer 2003. In diesem Buch wird ein Programm geschildert, wie man mit der Krebskrankheit umgehen kann und welche therapeutischen Strategien man anwenden kann, diese Krankheit zu überwinden. Hier seien nur einige kurze Hinweise dazu gegeben.

In der Anlage sehen Sie eine Abbildung zum Bedrohungszustand durch die Krebskrankheit, eine weitere, die hilft, Beziehungen zu klären und eine dritte, die die möglichen weiteren Ziele aufzeigt.

Es wird vorgeschlagen, diese Abbildungen durch einen handelsüblichen Fotokopierer auf DIN A4-Größe zu bringen und dann die Ergebnisse in die Diagramme einzutragen.

1. *Analyse meiner Krebsbedrohung:*
   Abbildung 1 zeigt auf einem Fußballfeld die Gesundheit und die Krebskrankheit gegenüberstehend. Auf der rechten Seite ist das TNM-System aufgelistet von T1 bis T4 und N1 und M1. Hier kann man zum Beispiel eintragen, wie weit der Krebs der Gesundheit schon nahe gekommen ist. Ein Brustkrebs zum Beispiel mit T3 N1 wird entsprechend markiert, und man sieht, dass bei N1 der Tumor die Mittellinie schon überschritten hat. Tragen Sie jetzt in das Feld der Gesundheit all das ein, was Sie gegen die Krebskrankheit unternommen haben, den Arzt, den Sie gewählt haben, das ISCADOR®, das Sie vielleicht beschlossen haben zu spritzen, und alle weiteren Therapien, auch die künstlerischen, die hier als Abwehr gegen die Krebskrankheit stehen sollen. Wenn Sie in diesem Feld nur die Chemotherapie stehen ha-

ben, werden Sie selbst erleben, dass das doch relativ wenig ist, was dieser Krebskrankheit gegenüberzusetzen ist.

2. *Beziehungen klären:*
In diesem Modell (Abb. 2) sollen Sie sich selbst als Mittelpunkt sehen und auf der rechten Seite die negativen Beziehungen, auf der linken Seite die positiven Beziehungen eintragen. Oberhalb der Mittellinie die Verwandten, unterhalb der Mittellinie die Nicht-Verwandten. Der Ehemann, wenn die Ehe gut ist, würde also auf der positiven Seite oben ganz nahe bei Ihnen stehen. Die Erbtante Frieda, mit der Sie vielleicht Probleme haben, würde weit weg unter »negativ« bei den Verwandten stehen.
Wenn Sie dieses Schema ausfüllen, werden Sie schnell sehen, welche Belastungen in Ihrem Beziehungsgeflecht herrschen. Es scheint etwas banal zu sein, hier die Namen einzutragen. Wir haben jedoch die Erfahrung gemacht, dass wir uns selbst gern etwas vorlügen, indem wir nicht genau Stellung dazu nehmen, wo denn jetzt der- oder diejenige Verwandte oder eine bestimmte Freundschaft nun eigentlich stehen müsste. Wenn man dies einmal ehrlich in ein solches Schema einträgt, wird einem das Ausmaß des Wohltuens oder des Schadens dieser und jener Beziehung sehr viel besser bewusst.

3. *Ziele neu definieren:*
Wie wir weiter oben ausgeführt haben, haben viele Krebspatienten Ziele verloren. Ziele zu haben, ist aber sehr wichtig, um weiter an sich arbeiten zu können. Wenn Sie diese Abbildung (3) mit einem handelsüblichen Fotokopierer und einer Folie kopieren, dann können Sie diese Folie auf einer Metalltafel aufbringen und mit kleinen Magneten markieren von 6 = sehr schlecht bis 1 = sehr gut, wie weit Sie in dem jeweiligen Programm gekommen sind. Aufgeführt

sind Kreativität, seelische Beratung, soziale Kontakte, Spiritualität, Visualisierung, körperliche Aktivität, persönliches Ziel und die Ernährung. Jeder kann natürlich einzelne Bereiche, die ihm wichtig sind, ändern und diese entsprechend überschreiben und überkleben. Wichtig ist, regelmäßig daran zu arbeiten. Wenn man kleine Magnete (Bezugsquelle im Anhang) verwendet, sieht man tatsächlich den Fortschritt und ob man eben noch bei 6 oder schon auf dem Weg zu der 1, zum Mittelpunkt, ist.
Dieses Schema bietet eine Vielzahl von Möglichkeiten, die wir nach einer Krebskrankheit ergreifen sollten. Die Kreativität sollte gesteigert werden, das spielerische Tun wieder geübt werden, weil es uns lockert, weil es uns wieder mehr zum »Kind macht« und uns entspannt. Auch die seelische Beratung, die wir uns von Freunden, vom Seelsorger oder auch woanders holen können, ist hilfreich, weil wir einen Ratgeber brauchen; der nicht immer der Ehepartner sein muss. Die sozialen Kontakte sind ein weiterer Punkt, weil sie sich oft verändern und entfernte Freunde zu guten Freunden und gute Freunde zu Nicht-mehr-Freunden werden, weil sie mit der Erkrankung nicht umgehen können. Für viele Patienten ist jetzt auch die Spiritualität von Bedeutung, da die Krankheit und eine eventuelle Metastasierung einem doch auch das Lebensende näher bringen und man darüber nachdenken muss, ob es wohl auf der »anderen Seite« weitergeht oder ob das jetzt hier auf Erden alles gewesen ist.
Die Visualisierung haben wir schon besprochen, sie hat einen sehr hohen Stellenwert und sollte täglich für wenige Minuten durchgeführt werden. Auch die körperliche Aktivität ist deutlich immunstimulierend; wie weiter oben ausgeführt, empfehlen wir hier das Nordic Walking. Jeder sollte sich ein persönliches Ziel setzen und sich vornehmen, was er kurzfristig, langfristig und sehr langfristig erreichen

möchte. Machen Sie ruhig diese Unterscheidungen in diese drei Ziele, und denken Sie nicht nur an das, was Sie am nächsten Wochenende, sondern auch an das, was Sie gern in fünf Jahren gemeinsam mit Ihrer Familie unternehmen wollen. Die Ernährung ist, wie oben ausgeführt, ein ebenso wichtiger Faktor. Dokumentieren Sie hier Ihren Fortschritt oder Ihre Rückfälle!

4. *Grundentspannungsübung:*
Die Grundentspannungsübung sollte vor jeder Meditation gemacht werden, sie dient dazu, ruhig zu werden und sich zu entspannen, um sich für Neues öffnen zu können. In der Anlage finden Sie den Abdruck der Grundentspannungsübung. Am besten wäre es, wenn Sie oder Ihr Partner den Text auf eine Tonbandkassette sprechen und dann mit geschlossenen Augen die Übung durchführen. Sie ist so aufgebaut, dass sie auch relativ leicht auswendig gelernt werden kann. Man lernt schnell, sich von den Füßen bis zum Kopf zu entspannen und in dieser inneren Gelöstheit bestimmte Abkommen oder Abmachungen für die Immunzellen oder für Krebszellen zu treffen.

5. *Visualisierung:*
Machen Sie täglich eine Visualisierungsübung, indem Sie sich vorstellen, wie Ihre Immunzellen die Krebszellen im Körper vertreiben. Stellen Sie sich dazu vor, wie die Naturalkillerzellen – das sind kleine rundliche Zellen – die die größeren Tumorzellen angreifen. Sie müssen sich jetzt ein Bild dafür wählen, das etwas martialisch ist. Die kleinen Killerzellen sollten aggressiv sein, wie Piranhas, die exotischen Fische, die alles auffressen. Die Krebszellen dürfen ruhig größer sein in der gedanklichen Vorstellung, sie sollen aber weniger aggressiv aussehen als die Killerzellen. Stellen Sie sich jetzt innerlich vor, wie diese Killerzellen auf die

Krebszellen losgehen und sie abtöten und wie Ihre Ausscheidungsorgane Leber und Nieren diese Zellen ausscheiden und wie sie direkt aus Ihrem Körper hinausfließen.

6. *Tägliches Immuntraining:*
Empfohlen wird, täglich einen Blick auf den eigenen Bedrohungszustand zu werfen, auf das bestehende Beziehungsgeflecht und auf die Ziele, die man sich vorgenommen hat. Das ganze Programm der Grundentspannungsübung und der Visualisierung nimmt ungefähr 20 Minuten in Anspruch. Sagen Sie nicht, dass Sie dafür keine Zeit hätten – so viel Zeit haben wir immer. Es gibt so viele »Zeitfresser«, die Sie identifizieren und abstellen müssen.
Es geht um Ihr weiteres Leben. Beginnen Sie mit Ihren Übungen!

42. Überlegungen zur Patientenkompetenz

Hier sei hingewiesen auf das Buch: *Was kann ich für mich selbst tun? Patientenkompetenz in der modernen Medizin* von Annette Bopp, Delia Nagel und Gerd Nagel (siehe Literaturverzeichnis).

Unter Patientenkompetenz versteht man folgende Fähigkeiten:

1. sich den Herausforderungen der Krankheit zu stellen
2. sich auf eigene und fremde Ressourcen zur Krankheitsbewältigung zu besinnen
3. diese Ressourcen zu nutzen
4. dabei persönliche Bedürfnisse mit zu berücksichtigen
5. eigene Zielvorstellungen zu verfolgen
6. Autonomie zu wahren.

In diesem Buch wird die Geschichte der Patientenkompetenz dargestellt, die eigentlich kein neuer Begriff ist, sondern schon von Hippokrates um 400 v.Chr. gefordert wurde. Die Entwicklung verlief aber so, dass um 1960 vom »bevormundeten Patienten« gesprochen wurde, um 1970 vom »informierten«, ab 1980 vom »mündigen«, ab 1990 vom »autonomen« und heute vom »kompetenten Patienten«.

Die Menschen haben sich also immer mehr Freiheitsrechte und Informationsrechte erstritten, die sich auf die Mitentscheidung bei Erkrankungen und die möglichen Therapien beziehen und die ihnen eine gewisse Autonomie und Unabhängigkeit vom Arzt geben.

Um eine solche Patientenkompetenz zu erlangen, bedarf es aber entsprechender Informationen, um die man sich bemühen muss. Kompetent kann man nur sein, wenn man sich eine entsprechende Grundlage dafür schafft. Dies tun heute sehr viele Patienten, indem sie sich Literatur beschaffen oder im Internet recherchieren, welche Behandlungsmöglichkeiten und welche Kliniken für ihre individuelle Krankheit infrage kommen.

Für uns Ärzte bedeutet dies einen gewaltigen Mehraufwand, da wir Entscheidungen völlig anders mit dem Patienten diskutieren müssen, als dies vorher geschehen ist. Es ist aber vollkommen selbstverständlich und mir persönlich wichtig, einen mündigen, kompetenten Patienten vor mir zu haben, mit dem ich gemeinsam Therapieentscheidungen treffe.

Es ist sehr viel einfacher, auch für einen Patienten, Therapieentscheidungen beim Arzt »abzugeben«; für diesen bedeutet das aber eine große Verantwortung, diese Entscheidung dann zu treffen, weil wir ja auch immer nur nach bestem Wissen und Gewissen handeln können und uns die Hellsichtigkeit fehlt.

Da die Politik dem Kassenarzt immer weniger Zeit für die Sprechstunde gibt, sehe ich hier gewisse Schwierigkeiten voraus. Der kompetente Patient, der Befunde ausführlich diskutieren will und Therapieentscheidungen nicht einfach hinnimmt, sondern hinterfragt, braucht erheblich mehr Zeit, die wir in der Praxis aber einfach nicht haben. Die Zukunft wird zeigen müssen, wie hier der Weg im Gesundheitswesen weitergehen kann.

Dieses Buch *Was kann ich für mich selbst tun?* bietet einen ausgezeichneten Einstieg in dieses Thema und zeigt an vielen Beispielen, wie Patienten diese Kompetenz für ihr Leben und für ihre Therapie nutzbar gemacht haben.

43. Zusammenfassung

In diesem Buch sollte darlegt werden, welche Therapiemöglichkeiten mit ISCADOR® sich beim Mammakarzinom bieten.

Um für die Patientenkompetenz etwas zu tun, war es notwendig, zunächst einmal Erste Hilfen für die Erstdiagnose und für das Rezidiv oder die Metastasierung zu geben, um die Patientin nicht in eine Panik verfallen zu lassen. Zur Patientenkompetenz gehört aber auch, kurz zusammengefasst, die schulmedizinischen Daten des Mammakarzinoms wahrzunehmen, von den Vorsorgeuntersuchungen über die bioptischen Verfahren bis hin zu prognostischen Faktoren und den verschiedenen Operationstechniken, gefolgt von den verschiedenen Standardtherapien, wie sie heute üblich sind.

Den Übergang zur anthroposophisch erweiterten Onkologie bildet das Kapitel über das Mammakarzinom aus der Sicht der anthroposophischen Medizin, das gefolgt wird von einer Analyse der Mistel als Arzneipflanze und dann aufzeigt, welche wissenschaftlichen Untersuchungen heute zur Mistel gemacht worden sind. Es gibt eine ganze Reihe von klinischen Studien zur Therapie des Mammakarzinoms mit ISCADOR®, aber auch die praktische Misteltherapie ist ein wichtiges Thema, weil doch viele Einzelheiten beachtet werden müssen. So werden alle relevanten Therapieoptionen mit ISCADOR® besprochen, Fallberichte runden die Berichte aus der Praxis ab.

Ganz wichtig bei dieser Erkrankung ist die Ernährungsumstellung, aber auch künstlerische Therapien können den Erfolg der ISCADOR®-Therapie festigen. Darüber hinaus werden Zusatzmedikamente und spezielle Anwendungen wie Inhalationen oder äußerliche Anwendungen mit ISCADOR® beschrieben.

Die Sexualität ist beim Mammakarzinom verständlicherweise gestört, hier kann offen darüber gesprochen werden, welche Möglichkeiten es gibt, psychoonkologisch Hilfestellung zu geben. Zur Festigung der inneren Verfassung gehören dann auch Übungsverfahren wie die Selbstregulation, Visualisierungsübungen und das Psychotraining nach Wagner.

Am Schluss steht die Patientenkompetenz, die mündige Patientin, die uns Ärzten gegenübersitzt und mit der wir gemeinsam Therapieentscheidungen für diese Erkrankung treffen wollen und werden.

44. Glossar

Abdomen:	Bauch, Unterleib
adjuvant:	unterstützend
Alkyl:	ein hochwertiger Kohlenwasserstoffrest
Alkylierung:	Einführung von Alkylgruppen in eine organische Verbindung
Aromatase:	Enzym mit Aktivität beim Hormonstoffwechsel
Aszites:	Bauchwassersucht, Ansammlung von Flüssigkeit in der freien Bauchhöhle
Axilla:	Achsel
axillär:	zur Achselhöhle gehörend
benigne:	gutartig
Biopsie:	Gewebeentnahme
Cervixdysplasie:	Hals-, Nackenfehlbildung
Endometrium:	die Gebärmutter innen auskleidende, drüsenreiche Schleimhaut
Eosinophile:	mit Eosin (roter Farbstoff) gefärbte weiße Blutkörperchen
exulzerierend:	geschwürsbildend
Faszie:	wenig dehnbare, aus gekreuzt verlaufenden Fasern und elastischen Netzen aufgebaute Hülle einzelner Organe, Muskeln oder Muskelgruppen

Gestagene:	Stoffklasse von synthetischen Hormonen, die nur zum Teil ähnliche Eigenschaften wie das physiologische Gelbkörperhormon Progesteron haben
Granulozyten:	eine Art weißer Blutkörpchen
Hyperkalziämie:	Abfall des Blutkalziumspiegels unter die normale Höhe
Hypernephrom:	Nierenkarzinom
Hyperplasie:	Vergrößerung eines Gewebes oder Organs durch Zunahme der Zellzahl bei unveränderter Zellgröße
Hyperthyreose:	Überfunktion der Schilddrüse
Hypophyse:	Hirnandrangdrüse
Hypoplasie:	anlagebedingte morphologische Unterentwicklung; die Organanlage ist vorhanden, aber nicht voll entwickelt
Hypothalamus:	der unterhalb des → Thalamus liegende Abschnitt des Zwischenhirns
Induration:	Verhärtung und Verdichtung von Gewebe
infaust:	aussichtslos
infraklavikulär:	unterhalb des Schlüsselbeins gelegen
Interleukin:	Signalsubstanz der Immunregulation
Interleukine:	von Leukozyten → sezernierte Signalsubstanzen der Immunregulation
invasiv:	in das umgebende (Binde)-Gewebe hineinwachsend

Inzidenz:	(stat.) Anzahl der Neuerkrankungen
ipsilateral:	auf der gleichen Seite
Ischämie:	Verminderung oder Unterbrechung der Durchblutung eines Organs infolge mangelnder arterieller Blutzufuhr
Kolonkarzinom:	Dickdarmkarzinom
Koxitis:	entzündliche Erkrankung des Hüftgelenks
Lektine:	aus Pflanzen isolierte (Glyko)-Proteine, die spezifisch mit bestimmten Kohlehydratstrukturen reagieren und dadurch z.B. Tumorzellen zur Verklebung bringen
Leukozyten:	weiße Blutkörperchen. Einteilung in Granulozyten (60–70 %), Lymphozyten (20–30 %) und Monozyten (2–6 %) der Blutleukozyten. Bei infektiösen Erkrankungen kommt es zu phasenhaft ablaufenden Veränderungen der Leukozytenverteilung, die im Differantialblutbild erfasst werden können und einen Rückschluss auf den Krankheitsverlauf ermöglichen
Lymphangiosis:	kontinuierliche Ausbreitung eines Karzinoms in den Lymphgefäßen
Lymphokine:	Substanzen, die von Lymphozyten produziert und → sezerniert werden und andere Zellen aktivieren oder deren Funktion beeinflussen zur Bildung verschiedener Enzyme
Lymphozyten:	von Stammzellen im Knochenmark abstammende, in Knochenmark, Lymphknoten, Thymus und Milz gebildete und hauptsächlich über die Lymphbahnen in das Blut gelangende weiße Blutkörperchen

maligne:	bösartig
Mamille:	Brustwarze
Mastektomie:	Brustamputation
Mastitis:	Entzündung der weiblichen Brustdrüse
Mediastinaltumoren:	Tumoren im Bereich des → Mediastinums
Mediastinum:	mittleres Gebiet des Bauchraums; Raum zwischen beiden Pleurahöhlen (bzw. Lungen). Das Mediastinum reicht von den Körpern der Brustwirbel bis zum Brustbein
Nephrotoxitität:	gesundheitsschädigend, giftig für die Nieren
Neutropenie:	absolute Verminderung der → neutrophilen Granulozyten
neutrophil:	durch neutrale Farbstoffe anfärbbar
nodal:	knotig, knötchenbildend
Non-Hodgkin-Lymphom:	die → malignen Lymphome
Noxen:	Schadstoffe
Onkogene:	biologische, chemische und physikalische Faktoren, die über ganz unterschiedliche Mechanismen normale Zellen zur malignen Transformation veranlassen
ossär:	die Knochen betreffend
Osteolyse:	Auflösung von Knochengewebe; z.B. durch Knochenmetastasen
Ovarektomie:	Entfernung eines oder beider Eierstöcke

Paget-Karzinom:	Krebsekzem der Brust
parasternal:	neben dem Brustbein
pektoral:	zur Brust gehörend
Phagozyten:	sogenannte Fresszellen
Phagzytose:	Aufnahme fester Partikel (z.B. Gewebstrümmer, Mikroorganismen, Fremdkörper) in das Zellinnere von → Phagozyten
Pleura:	Brust- und Rippenfell
pluripotent:	mehrfach vorhanden
Progredienz:	Fortschreiten
Proliferation:	Wucherung
Protolyse:	der Eiweißabbau im Rahmen der physiologischen Eiweißverdauung oder als biochemischen Methode
Pruritus:	Hautjucken
Radiomenolyse:	Ausschaltung hormonal bedingter Gebärmutterblutungen durch Röntgenbestrahlung der Ovarien
Rektumkarzinom:	Mastdarmkarzinom
Rezeptoren:	Empfangs- bzw. Aufnahmeeinrichtungen des Organismus für bestimmte Reize
Solitärmetastase:	Einzelmetastase
Stanzbiopsie:	Biopsie mit Entnahme eines Gewebszylinders unter Anwendung einer Hohlnadel-Stanze

supraklavikulär:	oberhalb des Schlüsselbeins gelegen
Thalamus:	große, paarige, knotenförmige Anhäufung von Nervenzellen im Stammhirn, eine Umschaltstation für die aus der Peripherie einströmenden Erregungen
Thymozyten:	Bezeichnung für im → Thymus vorkommende, von → pluripotenten Stammzellen des Knochenmarks abstammende lymphoide Zellen, die sich unter dem Einfluss von Thymusfaktoren zu T-Lymphozyten differenzieren
Thymus, Thymusdrüse:	hinter dem Brustbein gelegenes drüsenartiges Gebilde, das sich nach dem Kindesalter zurückbildet
Toxitität:	Giftigkeit, gesundheitsschädigend
tubulär:	schlauch- bzw. röhrenförmig, z.B. Drüsen
Tumormarker:	im Blutstrom nachweisbare Substanzen, die Rückschlüsse auf einen bestehenden Tumor zulassen
ubiquitär	überall verbreitet
Ulzeration:	Geschwürsbildung
Vakuumbiopsie:	Saugbiopsie, -Kürettage
vaskulär:	zu den Blutgefäßen gehörend
Zytokin:	s. Lymphokine
Zytostatika:	Substanzen, die das Wachstum bösartiger Geschwülste hemmen, aber auch gesunde Zellen in gewissem Ausmaß schädigen können. Ziel ist dabei, die Zelltätigkeit zu verhindern

45. Weiterführende Literatur

»A randomized trial in postmenopausal patients with advanced breast cancer comparing endocrine and cytotixoc therapy given sequentially or in combination«, in: *J. Clin. Oncol.* 1986, 4, S. 186–193.

Abel, U.: *Chemotherapie fortgeschrittener Karzinome. Eine kritische Bestandsaufnahme,* Urachhaus, Stuttgart ²1995.

Agrell, U.: »Draft of general stochastic theory of cancer and its possible experimental verification with monoclonalmultiplication of repairing and immunological systems«, in: *Medical Hypotheses* 1986, 20, S. 261–270.

Augustin, M. et al.: »Safety and efficacy of the long-term adjuvant treatment of primary intermediate- to high-risk malignant melanoma (UIC/AJCC stage II and III) with a standardized fermented European mistletoe (Viscum album L.) extract: Results from a multicenter, comparative, epidemiological cohort study in Germany and Switzerland«, in: *Arzneimittel-Forschung / Drug Research* 2005, 55 (1), S. 38–49.

Baumgartner, S. et al.: »Untersuchung des ISCADOR®-Maschinenprozesses in Modellsystemen der Zytotoxikologie und Phytopathologie«, in: Scheer R. et al. (Hrsg.): *Fortschritte in der Misteltherapie: Aktueller Stand der Forschung und klinische Anwendung,* KVC Verlag, Essen, 2005, S. 169–179.

Baust, G.: *Sterben und Tod,* Ullstein, Berlin 1992.

Becker, H.: *Psychoonkologie,* Springer, Berlin 1986.

Begley, K.: *Mistlers Abschied,* Roman, Suhrkamp, 2003.

Bellach, B.-M.: »Leitlinien und Empfehlungen zur Sicherung von Guter Epidemilogischer Praxis (GEP)«, in: *Bundesgesundheitsblatt – Gesundheitsforschung – Gesundheitsschutz* 2000, 43, S. 468–475.

Berg, L.: *Brustkrebs,* Kunstmann, München ²1996.

Berger, D. P.: *Das rote Buch. Hämatologie und Internistische Onkologie,* Ecomed 2002.

Beuth, J.: *Krebs ganzheitlich behandeln,* Trias 2002.

Birkhäuser, M. H. et al.: *IV. Europäischer Menopausen-Kongress,* Edition ESKA, Paris 1998.

Bock, P. R., und Hanisch, J.: Mündliche Mitteilungen vom Juli 2004.

Bock, P. R. et al.: »Efficacy and safety of the standardized mistletoe extract (Iscador) in the postsurgical therapy of patients with primary

breast carcinoma: a multicenter, controlled, retrolective cohort study according to good epidemiological practice (GEP) guidelines«, in: *Journal of Cancer Research and Clinical Oncology* 2002, 128 (1), S. 173.
– »Wirksamkeit und Sicherheit der komplementären Langzeitbehandlung mit einem standardisierten Extrakt aus Europäischer Mistel *(Viscum album L.)* zusätzlich zur konventionellen adjuvanten onkologischen Therapie bei primärem, nicht metastasiertem Mammakarzinom. Ergebnisse einer multizentrischen, komparativen, retrolektiven, epidemiologischen Kohortenstudie in Deutschland und der Schweiz«, in: *Arzneimittel-Forschung / Drug Research* 2004, 54 (8), S. 456–466.
– »Retrolective, comparative, epidemiological cohort study with parallel groups design for evaluation of efficacy and safety of drugs with ›well established use‹ – experience with the long-term treatment using the European mistletoe extract (Viscum album L.) in addition to conventional oncologic therapy in primary, non-metastatic breast carcinoma«, in: *Forschende Komplementärmedizin* 2004, 11 (1), S. 23–29.
Bonadonna, G. et al.: »Adjuvant cyclophosphamide, methotrexate, and fluorouracil in node-positive breast cancer: the results of 20 years of follow-up«, in: *N. Engl. J. Med.* 1995, 332, S. 901–906.
Bopp, A.: *Die Mistel – Heilpflanze in der Krebstherapie,* Rowohlt Taschenbuch Verlag, Reinbek bei Hamburg, [3]2003.
Bopp, A. et al.: *Was kann ich für mich selbst tun? Patientenkompetenz in der modernen Medizin,* Rueffer und Rub Sachbuchverlag, 2005.
Boyce, R.P., und Howard-Flanders, P.: »Release of ultraviolet light-induces thymine dimers from DNA in E. coli K-12«, in: *Proceedings of the National Academy of Science,* Washington 1964, 51, S. 293–300.
Buddeberg, C.: *Ehen krebskranker Frauen,* Urban und Schwarzenberg, 1985.
Büssing, A.: »Biological and pharmacological properties of Viscum album L.«, in: Büssing A. (Ed.): *Mistletoe: The Genus Viscum,* Harwood Academic Publisher, Amsterdam 2000, S. 123–182.
Büssing, A. et al.: »Beeinflussung der Granulozytenfunktion durch einmalige perioperative Mistelextrakt-Infusion«, in: *Deutsche Zeitschrift für Onkologie* 2004, 36, S. 148–153.
Chan, S.: »Docetaxel vs doxorubicin in metastatic breast cancer resistant to alkylating chemotherapy«, in: *Oncology* 1997, 11, S. 19–24.
Chernyshov, V.P. et al.: »Immunomodulatory actions of Viscum album (Iscador) in children with recurrent respiratory disease as a result of

the Chernobyl nuclear accident«, in: *Complementary Therapies med.* 1997, 5, S. 141–146.

Classen, S. et al.: »Prognostische und therapierelevante Faktoren beim Mammacarcinom«, in: *Excerpa ancologicy 6,* Novartis Pharma Verlag, Nürnberg 1997.

Cresta, S. et al.: »A randomized phase II Study of alternating (AA) vs sequential (SS) vs the combination (CC) of Doxorubicin (A) and Docetaxel (T) as 1st line Chemotherapie in MBC Pts. Proc.«, in: *An. Soc. Clin. Oncol.* 2001, 20, S. 190.

Dauth, A. et al.: »Epidemiology, prevention, and early detection of breast cancer«, in: *Curr. Opin. Oncol.* 1996, 8, S. 455–461.

Debois, J.H.: »Breast Cancer Metastasis to the endocrine organs«, in: *Tumordiagn. u. Ther.* 1998, 19, Georg Thieme Verlag, Stuttgart/New York.

Dixon, M.: *ABC of breast diseases,* BMJ Books, London ²2000.

Dummer, R. et al.: »Guideline zur Therapie nach Nachsorge des kutanen Melanoms«, in: *Schweizerische Ärztezeitung* 2001, 82 (21), S. 1080–1086.

EC: »Directive 2001/83/EC of the European Parliament and of the Council of 6 Nov. 2001 on the Community code relating to medicinal products for human use«, in: *Official Publications of the European Community* 2001, S. 67–128.

– »Commission Directive 2003/63/EC of June 25 2003 amending Directive 2001/83/EC of the European Parliament and of the Council of the Community code relating to medicinal products for human use«, in: *Official Publications of the European Community* 2003, S. 46–94.

Edler, L.: »Chemotherapie mit komplementärer Misteltherapie.- Wie evident ist ihre Wirksamkeit wirklich?«, in: *Internistische Praxis* 2003, 43 (4), S. 895–904.

Eggermont, A.M. et al.: »European organization for research and treatment of cancer melanoma group trial experience with more than 2000 patients, evaluating adjuvant treatment with low of intermediate doses of interferon alpha-2b«, in: Perry, M.C. (Ed.): *Educational book 37th annual meeting of the american society of clinical oncology,* Alexandria VA 2001, S. 88–93.

– »EORTC mistletoe study – The trial authors reply«, in: *The Lancet Oncology* 2001, 2 (6), S. 333–334.

Engel, J. et al.: »Epidemiologie«, in: Sauer, H. (Hrsg.): *Mammakarzinome: Empfehlungen zur Diagnostik, Therapie und Nachsorge,* Manual des Tumorzentrums München ⁹2003, S. 1–11.

Epstein, S. et al.: *The Breast Cancer Prevention Program,* Macmillan Company, New York 1997.
Feinstein, A.: *Clinical Epidemiology: The Architecture of Clinical Research,* Saunders Comp., Philadelphia 1985.
Feuchtinger, T.: »Ergebnisse der Internistischen Therapien des malignen Melanoms (Stadium II und III) mit Iscador«, in: Rilling, S. (Hrsg.): *Malignes Melanom,* Verlag für Medizin Dr. E. Fischer, Heidelberg 1979, S. 51–58.
Fintelmann, V.: *Krebssprechstunde – Ein Ratgeber zum Umgang mit der Zeitkrankheit,* Verlag Urachhaus, Stuttgart 1994.
Fischer, S.: *Stimulation der Immunabwehr durch Mistelinhaltsstoffe,* Hippokrates Verlag, Stuttgart 1996.
Fisher, B. et al.: »Effect of preoperative chemotherapy on local-regional disease in women with operable breast cancer: findings from National Surgical Adjuvant Breast and Bowel Projects«, in: *J. Clin. Oncol.* 1997, 15, S. 2483–2493.
Flückiger, H., und Baumgartner, S.: »Auswirkung des Iscador-Maschinenprozesses auf Mistelextrakte in botanischen Untersuchungssystemen«, in: *Der Merkurstab* 2003, 56, S. 114–121.
Friedel, W.E. et al.: »Efficacy and safety of the standardized mistletoe extract Iscador in the long-term postsurgical therapy of patients with primary breast carcinoma«, in: *Journal of Cancer Research and Clinical Oncology* 2004, 130, S. 199.
Friesewinkel, H.: »Eine unmaßgebliche Meinung über einen maßgeblichen Blödsinn«, in: *Pharma-Marketing Journal* 2004, 2, S. 46–50.
Fritze, D.: *Palliative Krebsbehandlung,* Zuckschwerdt Verlag, München 1996.
Fulvaro, F. et al.: »The role of bisphosphonates in the treatment of painful metastatic bone disease: a review of phase III trials«, in: *Pain* 1998, 78, S. 157–169.
Gabbard, A.: *No mountain too high. A triumph over breast cancer,* Seal Press, Seattle 1998.
Gauss, W.: »Randomized Trials versus Observational Studies: Is the Comparative Observational Study a Poor Compromise or a Perfect Synthesis?«, in: *Forschende Komplementärmedizin* 2004, 11 (1), S. 3–4.
Gemsa, D. et al.: *Immunologie,* Georg Thieme Verlag, Stuttgart [3]1991.
Gerhard, I. et al.: »Problematik randomisierter Studien in der Komplementärmedizin, dargestellt am Beispiel der Misteltherapie bei Patienten mit Mammakarzinom«, in: *Forschende Komplementärmedizin* 2004, 11 (3), S. 150–157.

Giordano, S.H. et al.: »Improvement in breast cancer survival: results from M.D. Anderson cancer center protocols from 1975–2000«, in: *Proc. Am. Soc. Clin. Oncol.* 2002, S. 212.

Glöckler, M., und Schürholz, J. (Hrsg.): *Krebsbehandlung in der anthroposophischen Medizin,* Verlag Freies Geistesleben, Stuttgart 1996.

Goyert, A. et al.: *Der krebskranke Mensch,* Verlag Freies Geistesleben, Stuttgart 1993.

Grossarth-Maticek, R.: *Autonomie-Training,* de Gruyter, Berlin 2000.

Grossarth-Maticek, R. et al.: »Verlängerung der Überlebenszeit von Krebspatienten unter Misteltherapie (Iscador) – Ergebnisse einer epidemiologischen Langzeitstudie«, in: *Schweizerische Zeitschrift für GanzheitsMedizin* 2001, 13(4), S. 217–225.

– »Use of Iscador, an extract of European mistletoe (Viscum album), in cancer treatment: prospective nonrandomized and randomized matched-pairstudies nested within a cohort study«, in: *Alternative Therapies in Health and Medicine* 2001, 7 (3), S. 57–75.

– »Addendum to Iscador article«, in: *Alternative Therapies in Health and Medicine* 2001, 7 (4), S. 26.

– »Synergieeffekte von Selbstregulation und Misteltherapie (Iscador) auf die Überlebenszeit bei Krebspatienten – Ergebnisse einer epidemiologischen Langzeitstudie, Teil II«, in: *Schweizerische Zeitschrift für GanzheitsMedizin* 2004, 16(2), S. 81–89.

Grossarth-Maticek, R., und Ziegler, R.: »Randomized and non-randomized prospective controlled cohort studies in matched pair design for the long-term treatment of breast cancer patients with a mistletoe preparation (Iscador)« (in Vorbereitung zur Publikation).

Hager, E.D.: *Komplementäre Onkologie,* Forum Medizin Verlagsgesellschaft, Gräfelfing 1996.

Hajto, T., und Hostanska, K.: »Immunmodulierende Effekte der Misteltherapie«, in: *Therapeuticon* 1989, 3 (6), S. 361–368.

Hajto, T., und Lanzrein, Ch.: »Natural Killer and Antibody-Dependent Cell Mediated Cytotoxicity Activities and Large Granular Lamphocyte Frequencies in Viscum album-Treated Breast Cancer patients«, in: *Oncology* 1986, 43, S. 93–97.

Hajto, T. et al.: »Immunomodulatory effects of Iscador: A Viscum album Preparation«, in: *Oncology* 1986, 43 (1), S. 51–65.

– »Increased Secretion of Tumor Necrosis Factor a, Interleukin 1, and Interleukin 6 by Human Mononuclear Cells Exposed to b-Galactodside-specific Lektin from Clinically Applied Mistletoe Extract«, in: *Cancer Research* 1990, 50, S. 3322–3326.

– »Antitumorale Aktivität desimmunmodulatorisch wirkender Betagalaktosid-spezifischen Mistellektins bei der klinischen Anwendung von Mistelextrakten (Iscador)«, in: *Dtsch. Zschr. Onkol.* 1991, 23 (1).

Heiligberg, R.: *Bewährte Naturheilverfahren bei Krebs* (mit Spezialthema Misteltherapie), Falken Bücherei, 1990.

Heiligtag, H.-R.: *Krebs besser verstehen. Ein Ratgeber aus der Sicht der anthroposophsich erweiterten Medizin,* aethera im Verlag Freies Geistesleben, Stuttgart 1999.

Hellan, J. et al.: »Das operierte Mammakarzinom – Retrospektive Auswertung«, in: Jungi, W.F., und Senn, H.J. (Hrsg.): Springer Verlag Berlin/Heidelberg 1990, S. 29–35.

Hirschberg, C. et al.: *Spontanheilungen,* Bechtermünz Verlag, Augsburg 1997.

Hortobagyi, G.H. et al.: »Reduction of skeletal relatec complications in breast cancer patients with osteolytic bone metastases …«, in: *Proc. Am. Soc. Clin. Oncol.* 1996, S. 99.

Horwitz, R.I. et al.: »Developing improved observational methods for evaluating therapeutic effectiveness«, in: *The Americal Journal of Medicine* 1990, 89, S. 630–638.

Howell, A. et al.: »Comparision of fulvestrant versus tamoxifen for the treatment of advances breast cancer in postmenopausal women previously untreated with endocrine therapy …«, in: *J. Clin. Oncol.* 2004, 22 (9), S. 1605–1613.

ICH-E6: *Guideline for Good Clinical Practice. Note for Guidance on Good Clinical Practice,* 1996.

Jonat, W. et al.: »Goserelin versus cyclophosphamide, methotrexate, and fluoroouracil …«, in: *J. Clin. Oncol.* 2002, 20, S. 4628–4635.

Kaschka, W.P. et al.: *Psychoimmunologie,* Georg Thieme Verlag, Stuttgart 1990.

Kato, T. et al.: »The combination of angiogenesis and blood versal invasion as a prognostic indicator in primary cancer«, in: *Br. J. Cancer* 2003, 88, S. 1900–1908.

Kienle, G.S. et al.: »Mistletoe in cancer: A systematic review on controlled clinical trials«, in: *European Journal of Medical Research* 2003, 8, S. 108–119.

Kienle, G.S., und Kienle, H.: »Klinische Studien zur Misteltherapie der Krebserkrankung – Eine Übersicht«, in: *Erfahrungsheilkunde* 2004, 53, S. 193–209.

– *Die Mistel in der Onkologie: Fakten und konzeptionelle Grundlagen,* Schattauer, Stuttgart 2004.

Kienle, H.: »EORTC mistletoe study«, in: *The Lancet Oncology* 2003, 2 (6), S. 333–334.
Klaschka, F.: *Neue Perspektiven in der Tumortherapie*, Forum Medizin Verlagsgesellschaft, Gräfelfing 1998.
Kleeberg, U. et al.: »Adjuvant trial in melanoma patients comparing ...«, in: *European Journal of Cancer* 1999, 35, S. 82.
– »Final results of the EORTC 18871/DKG 80-1 randomized phase III trial ...«, in: *European Journal of Cancer* 2004, 40, S. 390–402.
Koester-Loesche, K.: *Fortify your immune system naturally*, Sterling Publishing Co. Inc., New York 1998.
Kovacs, E.: »Serum levels of IL-12 and the production of IFN-gamma, IL-2 and IL-4 by peripheral blood mononuclear cells (PBMC) in cancer patients treated with Viscum Album extract«, in: *Biomedicine & Pharmacotherapy* 2000, 54, S. 305–310.
Kovacs, E., und Almendral, A.: »Reduced DNA repair synthesis in healthy woman having first degree relatives with breast cancer«, in: *European Journal of Cancer and Clinical Oncology* 1987, 22, S. 1051–1057.
Kovacs, E., und Langemann, H.: »Defective DNA repair in a large family having a high occurence of cancer«, in: *Oncology* 1988, 45, S. 444–447.
– »Differences in the kinetics of DNA repair in cancer patients and healthy controls«, in: *Oncology* 1991, 48, S. 312–316.
Kovacs, E. et al.: »Age-relatec variations in the DNA-repair synthesis after UV-C irradiation in unstimulated lymphocytes of healthy blod donors«, in: *Mutation Research* 1984, 131, S. 231–237.
– »Impaired DNA-repair synthesis in lymphocytes of breast cancer patients«, in: *European Journal of Cancer and Clinical Oncology* 1986, 22, S. 863–869.
– »Repair of UV-induced DNA damage in aplastic anaemia: Changes after treatment with antilymphocyte globuline (ALG)«, in: *European Journal of Haematology* 1988, 40, S. 430–436.
– »Improvement of DNA repair in lymphocytes of breast cancer patients treated with Viscum album extracts (Iscador)«, in: *European Journal of Cancer* 1991, 27 (12), S. 1672–1676.
– »Do chemo- and radiotherpy affect the DNA repair ability of lymphocytes«, in: *Archives of Gynecology and Obstetrics* 1992, 251, S. 121–126.
– »Die Wirkung von Viscum album (Iscador®) auf die DNA-Reparatur in peripheren Lymphozyten nach Gammastrahlen- und Cyclo-

phosphamid-Exposition ...«, in: Scheer, R. et al. (Hrsg.): *Grundlagen der Misteltherapie,* Hippokrates Verlag, Stuttgart 1996, S. 197–205.
– »Effect of Iscador treatment on DNA repair in cancer patients. Correlation with immunological parameters«, in: *Annals of Hematology* 1996, 73 (II), S. 148.
Kraemer, K.M.: »Heritable diseases with increased sensitivity to cellular injury«, in: Generoso et al.: *Dermatology in general medicine,* McGraw Hill, New York 1983, S. 113–142.
Kreibich-Fischer, R.: *Krebsbewältigung und Lebenssinn,* Beltz Verlag, Basel 1994.
Kreienberg, R. et al.: *Management des Mammacarcinoms,* Springer Verlag, Berlin 1998.
Kübler-Ross, E.: *Interviews mit Sterbenden,* GTB Sachbuch, 1986.
– *Verstehen, was Sterbende sagen wollen,* Kreuzverlag, Stuttgart 1986.
Kuehn, J.J., und Fornalski, M.: »Immunologische Reaktionen im peripheren Blut bei Patientinnen mit Mammakarzinom unter Viscum album-Therapie (Iscador M)«, in: Kropinnigg, U., und Stacher, A. (Hrsg.): *Ganzheitsmedizin Psychoneuroimmunologie,* 4, Wiener Dialog, 1997.
Lehman, A.R.: »Cancer-associates human genetic diseases with defects in DNA repair«, in: *Journal of Cancer Research and Clinical Oncology* 1981, 100, S. 117–124.
Lenz, H.J. et al.: »Anti-Angiogenese mit Bevacizumab: Durchbruch in der palliativen Therapie«, in: *Pharma-Forum in Onkologie,* S. Karger, 2004.
Leroi, R.: »Nachbehandlung des operierten Mammakarzinoms mit Viscum album«, in: *Helv. chir. Acta* 1977, 44, S. 403–414.
– »Klinische Erfahrungen mit dem Mistelpräparat Iscador«, in: Wolf, O. (Hrsg.): *Die Mistel in der Krebsbehandlung,* Klostermann, Frankfurt 1985, S. 71–110.
Leroi, R. et al.: *Misteltherapie,* Verlag Freies Geistesleben, Stuttgart 1987.
LeShan, L.: *Diagnose Krebs. Wendepunkt und Neubeginn,* Verlag Klett-Cotta, Stuttgart 1993.
– *Psychotherapie gegen Krebs,* Verlag Klett-Cotta, Stuttgart 1976.
Lewis, C.E. et al.: *The psychoimmunology of cancer,* Oxford University Press, Oxfort 1994.
Lukyanova, E.M. et al.: »Die Behandlung immunsupprimierter Kinder nach dem Tschernobyl-Unfall mit Viscum album (Iscador): Klinische

und immunologische Untersuchungen«, in: *Forsch. Komplementärmed.* 1994, 1, S. 58–70.

Manchton, J. et al.: *European Commission Unconventional Medicine,* European Commities, Belgien 1998.

Meerwern, F.: *Einführung in die Psychoonkologie,* Verlag H. Huberg, Bern 1981.

Moher, D. et al.: »The CONSORT Statement: Revised recommendations for improving the quality of reports of parallel-group randomizes trials«, in: *Journal of the American Medical Association* 2001, 285, S. 1987–1991.

Murcia, A., und Stewart, B.: *Brustkrebs: In der Partnerschaft die Angst überwinden,* Rowohlt, Hamburg 1990.

Nagel, G.A.: *Unkonventionelle Mittel in der Krebstherapie,* Lager, Basel [2]1998.

Namer, M.: »New directions in hormone therapy for metastatic breast cancer«, in: *Ann. Oncol.* 2002, 13 (4), S. 69–72.

Olschewski, M. et al.: »Analysis of randomized and non-randomized patients in clinical trials using the comprehensive cohort follow-up study design«, in: *Controlled Clinical Trials* 1992, 13, S. 226–239.

Paridaens, R. et al.: »Paclitaxel versus doxorubicin as first-line single-agent chemotherapy for metastatic breast cancer ...«, in: *J. Clin. Oncol.* 2000, 18, S. 724–733.

Phillips, B. et al.: *Levels of Evidence and Grades of Recommendation.*

Poikonen, P.: »Prognostic effect of amenorrhoea and elevated serum gonadotropin levels induces by adjuvant chemotherapy in premenopausal node-positive breast cancer patients«, in: *Eur. J. Cancer* 2000, 36, S. 43–48.

Salzer, G., und Popp, W.: »Die lokale Iscador-Behandlung der Pleurakarzinose«, in: Jungi, W.F., und Senn, H.J. (Hrsg.): *Krebs und Alternativmedizin* (II), Springer, Berlin/Heidelberg 1990, S. 36–49.

Schaefermeyer, H.: »Zur Therapie des Blasenkarzinoms«, in: *Der Merkurstab* 1996, 49 (3), S. 229–233).

Scheer, R. et al.: *Grundlagen der Misteltherapie,* Hippokrates Verlag, Stuttgart 1996.

Schmähl, D. et al.: *Krebsmetastasen,* Georg Thieme, Stuttgart 1981.

Schmidt, M., und Hölzel, D.: »Klinisch-epidemiologische Daten zum malignen Melanom aus dem Bereich des Tumorzentrums München«, in: Volkenandt, M., und Plewig, G. (Hrsg.): *Maligne Melanome: Empfehlungen zur Diagnostik, Therapie und Nachsorge,* Zuckschwerdt, München [6]2000, S. 2–6.

Schmidt, M. et al.: »Randomized trial of tamoxifen versus tamoxifen plus aminoglutethimide ...«, in: *J. Clin. Oncol.* 2003, 21, S. 984–990.

Schmidt-Matthiesen, H. et al.: *Gynäkologische Onkologie*, Schattauer, [4]1994.

Schmoll, H.J.: *Kompendium internistische Onkologie*, Springer, Berlin/Heidelberg/New York 1999.

Schmoor, C. et al.: »Randomized and non-randomized patients in clinical trials: experiences with comprehensive cohort studies«, in: *Statistics in Medicine* 1996, 15, S. 263–271.

Schneider, B.: »Analysis of therapeutic efficacy in observational cohort studies«, in: *Cancer Chemotherapy and Pharmacology* 2001, 47, S. S35–S37.

Schneider, B., und Bock, R.P.: »Epidemiologische Kohortenstudien: Analyse therapeutischer Wirksamkeit von Arzneimitteln«, in: *Schweizerische Zeitschrift für GanzheitsMedizin* 2002, 13 (7/8), S. 400–403.

Schuhmacher, K.: *Therapie maligner Tumoren*, Schattauer, 1994.

Schumacher, M., und Davis, C.E.: »Combining randomized and non-randomized patients in the statistical analysis of clinical trials«, in: *Recent Results on Cancer Research* 1988, 111, S. 130–137.

Schuppli, R.: »Die adjuvante Behandlung des malignen Melanoms mit Iscador«, in: Jungi, W.F., und Senn, H.J.: *Krebs in der Alternativmedizin, Band II*, Springer, Berlin 1990, S. 84–87.

Seegenschmiedt, M.H. et al.: »Common Toxicity Criteria (CTC): Dokumentation von Nebenwirkungen in der Onkologie«, in: *Deutsches Ärzteblatt* 1999, 96 (8), S. A489–A495.

Shannon, C., und Smith, I.: »Is there still a role for neoadjuvant therapy in breast cancer?«, in: *Crit. Rev. Oncol. Hematol.* 2003, 45, S. 77–90.

Shapiro, C.L., und Recht, A.: »Side effects of adjuvant treatment of breast cancer«, in: *The New England Journal of Medicine* 2001, 344, S. 1997–2008.

Shedlowski, M. et al.: *Psychoneuroimmunologie*, Spektrum Verlag, Heidelberg 1996.

Silver, S.: »Trial results warn of dangers in the use of mistletoe extract«, in: *The Lancet Oncology* 2001, 2, S. 196.

Sinn, H.P. et al.: »Histologic regression of breast cancer after primary (neoadjuvant) chemotherapy«, in: *Geburtshilfe Frauenheilkd.* 1994, 54, S. 552–558.

Slamon, D.J.: »Use of chemotherapy plus a monoclonal antibody against HER2 for metastatic breast cancer that overexpresses HER2«, in: *N. Engl. J. Med.* 2001, 344, S. 783–792.

Smith, I., und Dowsett, M.: »Comparison of anastrozole vs. tamoxifen alone and in combination ...«, in: *IMPACT trial. SABCS* 2003.

Stabiner, L.: *To dance with the devil. The new war on breast cancer*, Delacorte Press, New York 1997.

Stein, G.M., und Berg, P.A.: »Evaluation of the stimulatory activity of a fermented mistletoe lectin-I free mistletoe extract on T-helper cells and monocytes in healthy individuals in vitro«, in: Wagner, R. (Hrsg.): *Immunologie und Krebskrankheit,* Urachhaus, Stuttgart 1993.

– »Adverse effects during therapy with mistletoe extracts«, in: Büssing, A. (Ed.): *Mistletoe – The Genus Viscum,* Harwood Academic Publishers, Amsterdam 2000, S. 195–208.

Steiner, R.: »Besprechungen mit praktizierenden Ärzten«, Dornach 22. April 1924, in: *Physiologisch-Therapeutisches auf Grundlage der Geisteswissenschaft. Zur Therapie und Hygiene,* Rudolf Steiner Verlag, Dornach ³1989, S. 294–295.

Steinmetz, H.T.: *Grundzüge aktueller Onkologie«,* Zuckschwerdt, 2004.

Stickel, R.: *Diskussion eines neuen Therapieweges beim Mammacarcinom – Die eingeschränkte Radikaloperation mit Iscador-Nachbehandlung*, Diss., Tübingen 1976.

Stierlin, H. et al.: *Krebsrisiken – Überlebenschancen,* Carl-Auer-Systeme Verlag, Heidelberg 1998.

Tumorzentrum München: *Empfehlungen zur Diagnostik, Therapie und Nachsorge. Mammacarcinome*, München 1997.

Untch, M. et al.: »Dosedense sequential epirubicin-paclitaxel as preoperative treatment of breast cancer ...«, in: *Proc. Am. Soc. Clin. Oncol.* 2002, S. 133.

van Holten-Verzantvoort, A.T. et al.: »The effect of supportive pamidronate treatment on aspects of quality of life of patients with advanced breast cancer«, in: *Eur. J. Cancer* 1991, 27, S. 544–549.

Veronesi, U. et al.: »Tamoxifen for breast cancer among hysterectomised women«, in: *Lancet* 2002, 359, S. 1122–1124.

Wagner, R.: *Praktische Prüfungsmethoden zur Beurteilung der Misteltherapie,* Urachhaus, Stuttgart 1994.

– *Krebs. 160 Fragen und Antworten zur Therapie mit ISCADOR®*, Urachhaus, Stuttgart 1996.

– *Brustkrebs und ISCADOR®. Beiträge zur Krebstherapie IV,* Urachhaus, Stuttgart 1999.

– *Iscador M/Qu spezial – Erfahrungen und Ergebnisse. Beiträge zur Krebstherapie,* Band V, Urachhaus, Stuttgart 2001.

– *Prostatakrebs und ISCADOR®. Ein Klinikbegleiter und Leitfaden für Diagnostik, Operation, Nachsorge und Folgetherapie,* Verlag Mayer, Stuttgart/Berlin 2002.
– *Krebs – den Lebensfaden wiederfinden. Psychoonkologie für Arzt und Patient,* Verlag Mayer, Stuttgart/Berlin 2003.
– *Darmkrebs und ISCADOR®: Darmkrebs vermeiden, erkennen, behandeln und begleiten,* Verlag Mayer, Stuttgart/Berlin 2005.
Wagner, R. et al.: *Immunologie und Krebskrankheit,* Urachhaus, Stuttgart 1993.
Weick, M.A.: »Retrospektive Fall-Kontroll-Studie zum Stellenwert der adjuvanten Therapie des malignen Melanoms mit Iscador P«, Inaugural-Dissertation, Freiburg i. Br. 1998.
Werner, H.: *Ernährungsratschläge,* Tycho Brahe Verlag, Niefern/Frankfurt/Eichhof.
Winer, E.P. et al.: »Malignant Tumors of the Breast«, in: DeVita, V.T. et al. (Ed.): *Cancer: Principles & Practice of Oncology,* Lippincott Williams & Wilkins, Philadelphia [6]2001, S. 1631–1717.
Wolf, O.: *Die Mistel in der Krebsbehandlung,* Vittorio Klostermann Verlag, Frankfurt 1975.
Zänker, K.S.: *Psychoneuroimmunologie,* Spektrum der Wissenschaft Verlag, Heidelberg 1991.
Ziegler, R.: »Möglichkeiten und Grenzen klinischer Studien mit Iscador«, in: *Mistilteinn* 2004, 5, S. 44–73.
– »Klinische Studien mit anthroposophischen Heilmitteln: Zum Konzept der integrativen Validität«, in: *Weleda Ärzteforum* 2004, 10, S. 5–7.
– »Neuere klinische Studien mit Iscador zum Mammakarzinom und malignen Melanom«, in: *Mistilteinn* 2004, 5, S. 74–99.
Zittlau, J.: *Grüner Tee,* W. Ludwig Buchverlag, München 1998.

46. Danksagung

Wie schon bei vielen meiner Bücher möchte ich hier den Dank an Herrn Johannes Mayer vom Verlag Mayer in Stuttgart voranstellen. Herr Mayer hat mich vor 22 Jahren zum ersten Mal dazu aufgefordert, meine therapeutischen Erfahrungen niederzuschreiben; ich habe einige Zeit gebraucht, bis ich seiner Bitte folgen konnte, heute ist das vorliegende Buch das elfte, das ich geschrieben habe. Ich danke ihm sehr für seine verlegerische Tätigkeit, für seine ständige Ermutigung, weiter »am Ball zu bleiben«, und für seine aufgeschlossene, jeder neuen Idee zugängliche Art.

Ein weiterer ganz herzlicher Dank gilt meiner Lektorin, Frau Roswitha von dem Borne, die in äußerst bewährter Weise das Lektorat durchgeführt hat und mit vielen Ideen zur jetzigen Form und hoffentlich auch zum Erfolg des Buches beigetragen hat.

Frau Elisabeth Koester sei herzlich gedankt für die ebenso bewährte und ausgezeichnete Erstellung des Manuskriptes.

47. Adressen

Das Praxislabor Onkobrain® führt folgende Untersuchungen durch:

1. MDT-Test (Misteldifferenzierungstest nach Wagner)
   Testet am Blut des Patienten über 30 verschiedene Mistelpräparate, um die wirksamste Therapie herauszufinden.

2. EFT-Test (Eosinophilenfunktionstest nach Wagner)
   Zeigt, ob die vorhandenen Abwehrzellen gegen Krebs aktiviert oder blockiert sind.
   Weitere Informationen werden gern zugesandt.

Adresse:
Labor Onkobrain®
c/o Dr. med. Richard Wagner
Kirchheimer Str. 49

70619 Stuttgart
Fax: 0711/ 47 80 327

Bitte *nur* schriftliche Anfragen!

Anthroposophische Kliniken und Sanatorien

a) Anthroposophische Kliniken

Bundesrepublik Deutschland:

Filderklinik
Im Haberschlai 7
DE-70794 Filderstadt
Tel. +49 711 77030
Fax +49 711 77033679
www.filderklinik.de
mail@filderklinik.de

Gemeinschaftskrankenhaus Herdecke
Gerhard-Kienle-Weg 4
DE-58313 Herdecke/Ruhr
Tel. +49 2330 621
Fax + 49 2330 623995
www.gemeinschaftskrankenhaus.de
kontakt@gemeinschaftskrankenhaus.de

Gemeinschaftskrankenhaus Havelhöhe
Kladower Damm 221
DE-14089 Berlin
Tel. +49 30 365010
Fax +49 30 36501 444
www.havelhoehe.de
info@havelhoehe.de

Paracelus-Krankenhaus
Burghaldenweg 60
DE-75378 Bad Liebenzell
Tel. +49 7052 9250
Fax +49 7052 925215
www.paracelsus-krankenhaus.de
info@paracelsus-krankenhaus.de

Schweiz:

Lukas-Klinik
Brachmattstraße 19
CH-4144 Arlesheim
Tel. +4461 706 7171
Fax +4461 706 7173
www.lukasklinik.ch
kontakt@lukasklinik.ch

Ita Wegman-Klinik
Pfeffinger Weg 1
CH-4144 Arlesheim
Tel. +4161 705 7111
Fax +4161 705 0274
www.wegmanklinik.ch
info@wegmanklinik.ch

Paracelsus-Spital
Bergstraße 16
CH-8805 Richterswil
Tel. +4171 787 2121
Fax +4171 787 2351
www.paracelsus-spital.ch
info@paracelsus-spital.ch

b) Kliniken mit anthroposophischer Abteilung und anthroposophisch orientierte Sanatorien

Bundesrepublik Deutschland:

Kreiskrankenhaus Heidenheim
Schlosshausstraße 100
DE-89552 Heidenheim
Tel. +49 7321 332502
Fax +49 7321 332048
www.kliniken-heidenheim.de

Rehabilitationsklinik Schloss Hamborn
Schloss Hamborn 85
DE-33178 Borchen/Paderborn
Tel. +49 5251 38860
Fax +49 5251 3886702
www.schlosshamborn.de
reha-klinik@schloss-hamborn.de

Sanatorium Haus am Stalten
Staltenweg 25
DE-79585 Steinen-Endenburg
Tel. +49 7629 91090
Fax 049 7629 910929
www.stalten.de
haus-am-stalten@t-online.de

Asklepios Westklinikum
Suurheide 20
DE-22559 Hamburg
Tel. +49 40 8191 2300
Fax +49 40 8191 2303
www.asklepios.com
zentrale@asklepios.com

Sanatorium Sonneneck
Kanderner Straße 18
DE-79410 Badenweiler
Tel. +49 7632 7520
Fax +49 7632 752177
www.sanatorium-sonneneck.de
sanatorium_sonneneck@t-online.de

Knappschaftskrankenhaus Essen
Am Deimelsberg 34a
DE-45276 Essen
Tel. 049 201 1740
Fax 049 201 1741005
www.kliniken-essen-mitte.de
info@kliniken-essen-mitte.de

Medizinisches Zentrum Lahnhöhe
Am Kurpark 1
DE-56112 Lahnstein
Tel. 049 2621 9150
Fax 049 2621 915516
www.lahnhoehe.de
info@lahnhoehe.de

Österreich:

Ita Wegman-Therapeutikum
Arbeitsgemeinschaft für Anthroposophisches Heilwesen
Südtiroler Straße 16
AT-4020 Linz
Tel. +43 732 661840
Fax +43 732 661815

Paracelsus-Therapeuticon für anthroposophisch ergänzte Medizin
Privatklinik Mariahilf
Radetzkystraße 35
AT-9020 Klagenfurt
Tel. +43 463 5885 991
Fax +43 463 5885 994
www.maria-hilf.at
info@privatklinik-mariahilf.at

Ambulanz für Komplementäre Medizin bei Krebserkrankungen
Universitätsklinik für Frauenheilkunde
Abteilung für Spezielle Gynäkologie
Währinger Gürtel 18–20
AT-1090 Wien
Tel. +43 1 40400 2804
Fax +43 1 40667 4901
www.brust.cc
loe-auerbach@akh-wien.ac.at

Schweiz:

Merian Iselin-Spital
Föhrenstraße 2
CH-4009 Basel
Tel. +4161 305 1212
Fax +4161 301 1866
www.merianiselinspital.ch
merian.iselin@mis.bs.ch

Paracelsus-Klinik
CH-9062 Lustmühle
Tel. +4171 335 7171
Fax +4171 335 7100
www.paracelsus.ch
info@paracelsus.ch

Regionalspital Emmental
Komplementärmedizinische Abteilung
CH-3550 Langnau i.E.
Tel. +4134 409 2222
Fax +4134 409 2323
www.regionalspital-emmental.ch
info@regionalspital-emmental.ch

Casa di Cura Andrea Cristoforo
Via Collinetta 25
CH-6612 Ascona
Tel. +091 791 1841
Fax +091 792 2715
www.casadicura.ch
mail@casadicura.ch

c) Beratungsstellen:

Bundesrepublik Deutschland:

WELEDA AG
Möhlerstraße 3–5
DE-73525 Schwäbisch Gmünd
Tel. +49 7171 9190
Fax +49 7171 91939
www.einechancemehrbeikrebs.de
info@einechancemehrbeikrebs.de
Service-Telefon für Fragen zur Misteltherapie:
+49 1805 935332 (€ 0,12/min.) Mo–Fre. 9.00 – 16.00 Uhr

Österreich:

WELEDA GmbH & Co. KG
Hosnedlgasse 27
AT-1220 Wien
Tel. +43 1 2566060
Fax +43 1 2594204
www.weleda.at
dialog@weleda.at
Service-Telefon für Fragen zur Misteltherapie:
+49 1805 935332 (€ 0,12/Min.) Mo–Fr. 9.00 – 16.00 Uhr

Schweiz:

Verein für Krebsforschung
Kirschweg 9
CH-4144 Arlesheim
Tel. +4161 706 7272
Fax +4161 706 7200
www.hiscia.ch
sekretariat@vfk.ch

WELEDA AG
Stollenrain 11
CH-4144 Arlesheim
Tel. +4161 705 2121
Fax 04161 705 2310
www.weleda.ch
info@weleda.ch
(Service-Telefon für Fragen zur Misteltherapie:
+ 49 1805 935332 (€ 0,12/min.), Mo–Fr. 9.00 – 16.00 Uhr

Dozentur für Anthroposophische Medizin
KIKOM Universität Bern
Inselspital
Imhoof-Pavillon
CH-3010 Bern
Tel. +4131 632 9758
Fax +4131 632 4262
www.cx.unibe.ch/kikom/
peter.heusser@kikom.unibe.ch
Die Dozentur für Anthroposophische Medizin führt am Inselspital bei stationären Krebspatienten Konsilien zur Einstellung einer zusätzlichen anthroposophischen Behandlung (ISCADOR®-Therapie) durch und betreut Patienten auf Zuweisung auch ambulant.

d) Patientenorientierte Vereinigungen

Bundesrepublik Deutschland:

Gesundheit Aktiv
Johannes-Kepler-Straße 56
DE-75374 Bad Liebenzell-Unterlengenhardt
Tel. +49 7052 93010
Fax +49 7052 930110
www.gesundheitaktiv-heilkunst.de
verein@gesundheitaktiv-heilkunst.de

Österreich:

Verein für ein anthroposophisches Heilwesen
Österreichische Patientenorganisation für Anthroposophische Medizin (ÖPAM)
Sonnenstraße 2
AT-8010 Graz
Tel. +43 316 3210 7210
Fax +43 316 3210 7212
www.heilwesen.at
heilwesen@anthroposophie.at

Schweiz:

anthrosana
Verein für ein anthroposophisch erweitertes Heilwesen
Postplatz 5
CH-4144 Arlesheim
Tel. +4161 701 1514
Fax +4161 701 1503
www.anthrosana.ch
info@anthrosana.ch

Internet-Adressen

www.betacare.de
Eine vollständige Liste der Selbsthilfeorganisationen, sortiert nach Krankheiten, sowie ein Lexikon für Sozialfragen enthält die betaliste, Neu-Isenburg 2005.

www.krebsinformation.de
Krebsinformationsdienst (KID) des Deutschen Krebsforschungszentrums (DKFZ) Heidelberg

www.krebshilfe.de
Deutsche Krebshilfe e.V.

www.krebsgesellschaft
Deutsche Krebsgesellschaft e.V.

www.krebshilfe.or.at
Die Österreichische Krebshilfe e.V.

www.swisscancer.ch
Krebsliga Schweiz

www.krebs-kompass.de
Der Krebs-Kompass

www.cancernet.nci.nih.gov
CancerNet, CDI – National Cancer Institute (USA)

www.agv.de
Arbeitsgemeinschaft für Verbraucherverbände

www.ilco.de
Deutsche ILCO, Vereinigung für Stomaträger und Menschen mit Darmkrebs

www.ilco.ch
ILCO Schweiz

www.nakos.de
NAKOS – Nationale Kontakt- und Informationsstelle zur Anregung und Unterstützung von Selbsthilfegruppen

www.selbsthilfekrebs.de
Bundesorganisation Selbsthilfe Krebs e.V.

www.leben-wie-zuvor.ch
Schweizer Verein für Frauen mit Brustkrebs

www.mamazone.de
Frauen und Forschung gegen Brustkrebs

www.stiftungpath.de
Die weltweit einzige Tumorbank von Patienten für Patienten

www.frauenselbsthilfe.de
Frauenselbsthilfe nach Krebs e.V.

www.patientenforum.ch
Plattform für Patienten mit belastenden Erkrankungen

www.ex.unibe.ch
Kollegiale Instanz für Komplementärmedizin KIKOM, Lehrstuhl für Komplementärmedizin an der Universität Bern

www.nccam.nih.gov
National Center for Complementary and Alternative Medicine (Abteilung für Komplementärmedizin) der amerikanischen Gesundheits-Behörde (National Institutes of Health)

www.mdanderson.org/cimer
MD Anderson Cancer Center, Krebszentrum der Universität Texas mit sehr ausführlichen Informationen zur Komplementärmedizin

www.agbkt.de
Arbeitsgruppe Biologische Krebstherapie am Klinikum Nürnberg-Nord

www.biokrebs.de
Gesellschaft für Biologische Krebsabwehr, Deutschland 4

Wie finde ich einen anthroposophischen Arzt?

Gesellschaft anthroposophischer Ärzte
Roggenstr. 82
70794 Filderstadt
Tel. 0711/ 77 99 711

Verein für Krebsforschung e.V. Stuttgart
Frau Beck
Trossingerstr. 55
70619 Stuttgart
Tel. 0711/ 620 2600

Thermoregulation

Gesellschaft für Thermoregulation
Fa. Eidam
Bahnhofstr. 6
35435 Wettenberg
Tel. 06406/ 91 840

Mammacare

Aktion für Brustkrebs e.V.
Dr. Dieter Arlt
Untere Kippstr. 21
69198 Schriesheim
Hier kann Material als CD oder DVD zum richtigen Abtasten der Brust bestellt werden.

48. Anhang

Kurzfragebogen zur Messung der Selbstregulation nach Grossarth-Maticek

Die Ergebnisse aus den vorgenommenen Studien zeigen, dass mit steigendem Grad der Selbstregulation auch der Prozentsatz der gesund gebliebenen Personen ansteigt. Je besser die Selbstregulation, desto geringer die Ausprägung unterschiedlicher physischer Risikofaktoren. Auch der Krankheitsverlauf, zum Beispiel bei Krebserkrankungen, wird durch die Fähigkeit zur Selbstregulation beeinflusst.

	sehr schwach (1)	schwach (2)	mittelmäßig, eher schwach (3)	mittelmäßig, eher stark (4)	stark (5)	sehr stark (6)	Punktzahl
1. Durch mein Verhalten erreiche ich regelmäßig solche Zustände und Situationen, die mich positiv anregen und für das Leben motivieren. Wie stark ist diese Fähigkeit bei Ihnen ausgeprägt?							
2. Ich verstehe es immer wieder, meine gefühlsmäßig wichtigsten Wünsche zu verwirklichen und meine bedeutendsten Bedürfnisse zu befriedigen. Wie stark ist diese Fähigkeit bei Ihnen ausgeprägt?							
3. Wenn ich mich manchmal nicht wohlfühle, verstehe ich es immer, durch mein Verhalten für mich positive Situationen und Zustände zu erreichen, die mein Wohlbefinden wiederherstellen. Wie stark ist diese Fähigkeit bei Ihnen ausgeprägt?							
4. Wenn mir eine Situation, eine Gruppe von Menschen oder eine Person nicht guttut, entwickle ich so lange unterschiedliche Aktivitäten, bis ich die Zustände zu meiner Zufriedenheit verändert habe. Wie stark ist diese Fähigkeit bei Ihnen ausgeprägt?							
5. Ich verstehe es immer wieder, unterschiedliche Bereiche in meinem Leben (z.B. Arbeit, Erholung, Privates, Hobbys, Ernährung, Bewegung, Partnerbeziehung usw.) für mich optimal zu vereinbaren, so dass daraus langanhaltendes Wohlbefinden entsteht. Wie stark ist diese Fähigkeit bei Ihnen ausgeprägt?							

	sehr schwach (1)	schwach (2)	mittelmäßig, eher schwach (3)	mittelmäßig, eher stark (4)	stark (5)	sehr stark (6)	Punktzahl
6. Wenn ich mich in einer Situation bedroht fühle, verhalte ich mich letztlich immer so, dass ich aus dieser wieder heil herauskomme. Wie stark ist diese Fähigkeit bei Ihnen ausgeprägt?							
7. Durch mein Verhalten erreiche ich immer wieder meine wichtigsten Ziele. Wie stark ist diese Fähigkeit bei Ihnen ausgeprägt?							
8. Durch mein Verhalten erreiche ich immer wieder Situationen und Zustände, die meine ganz persönlichen Wünsche und Bedürfnisse optimal anregen und befriedigen, so dass Zufriedenheit und Wohlbefinden entstehen. Wie stark trifft diese Aussage auf Sie zu?							
9. Wenn mein Verhalten zu einem Misserfolg führt, ist dies nie ein Grund zur Resignation, sondern Anlass zur Verhaltensänderung. Wie stark richten Sie Ihr Verhalten an dieser Annahme aus?							
10. Ich bin immer wieder fähig, neue Gesichtspunkte und Verhaltensweisen zu finden, die eine überraschende und angenehme Problemlösung ermöglichen. Wie stark ist diese Fähigkeit bei Ihnen ausgeprägt?							

	sehr schwach (1)	schwach (2)	mittelmäßig, eher schwach (3)	mittelmäßig, eher stark (4)	stark (5)	sehr stark (6)	Punktzahl
11. Ich bin in der Lage, mein Verhalten entsprechend den eingetretenen Folgen zu verändern, d. h. ich kann Verhalten abbauen, das anhaltend unangenehme Folgen hat, und ich kann solches aufbauen, das langfristig angenehme Folgen hat. Wie stark ist diese Fähigkeit bei Ihnen ausgeprägt?							
12. Wenn mein Verhalten nicht zum erwünschten Erfolg führt, bin ich fähig, neue Verhaltensweisen zu erfinden und zu erproben. Wie stark ist diese Fähigkeit bei Ihnen ausgeprägt?							
13. Durch mein Verhalten erreiche ich zu wichtigen Bezzugspersonen sowohl die gewünschte Nähe als auch den notwendigen Abstand. Wie stark ist diese Fähigkeit bei Ihnen ausgebildet?							
14. Durch meine tägliche Aktivität löse ich bei mir immer wieder innere Zufriedenheit aus. Wie stark ist diese Fähigkeit bei Ihnen ausgeprägt?							
15. Durch meine tägliche Aktivität erreiche ich immer wieder seelisches und körperliches Wohlbefinden. Wie stark trifft diese Aussage auf Sie zu?							
16. Durch mein Verhalten erreiche ich immer wieder Situationen, die bei mir lustvolle Erlebnisse hervorrufen. Wie stark trifft diese Aussage auf Sie zu?							

Auswertung

Die Punktzahlen werden addiert und durch 16 dividiert. Je höher die Punktzahl, desto ausgeprägter ist die Selbstregulation.

5 bis 6 Punkte: sehr gute Selbstregulation
4 bis 5 Punkte: gute Selbstregulation
3,5 bis 4 Punkte: befriedigende Selbstregulation
2 bis 3,5 Punkte: eher schlechte Selbstregulation
1 bis 2 Punkte: sehr schlechte Selbstregulation

Ihr Ergebnis:

Punktzahl (Frage 1–5) :
Punktzahl (Frage 6–10) :
Punktzahl (Frage 11–16) :

Gesamtpunktzahl : : 16 =

Ergebnisse zu den Themen Selbstregulation, Autonomietraining und seelisch-körperlicher Wechselwirkungen bei der Krankheitsentstehung sowie der Aufrechterhaltung der Gesundheit sind in zwei Büchern dargestellt:

Krebsrisiken – Überlebenschancen.
Wie Körper, Seele und soziale Umwelt zusammenwirken.
Helm Stierling und Grossarth-Maticek,
Carl-Auer-Systeme Verlag Heidelberg, 1998.

Systemische Epidemiologie und präventive Verhaltensmedizin chronischer Erkrankungen.
Strategien zur Aufrechterhaltung der Gesundheit.
Ronald Grossarth-Maticek,
Walter de Gruyter Verlag Berlin/New York, 1999.

Magnettafel und Magnete

Die entsprechenden Abbildungen sind auf jedem handelsüblichen Fotokopierer als Folien herzustellen. Es ist für viele Patienten hilfreich, sie auf eine Magnettafel aufzubringen. Hierzu gibt es im Bürofachhandel Magnettafeln, die DIN A4-Größe haben, für manche Fragestellung ist es günstiger, eine größere Magnettafel zu verwenden, bei der drei Folien nebeneinander gelegt werden können. Dazu gehörend sind dann verschiedene Magnete zur Befestigung und auch zur Markierung.

Diese Magnettafeln werden zum Beispiel vertrieben von der

Firma Hach AG
64499 Groß-Bieberau
Tel. 01 80 / 543 22 20

(Nur für den gewerblichen Bedarf)

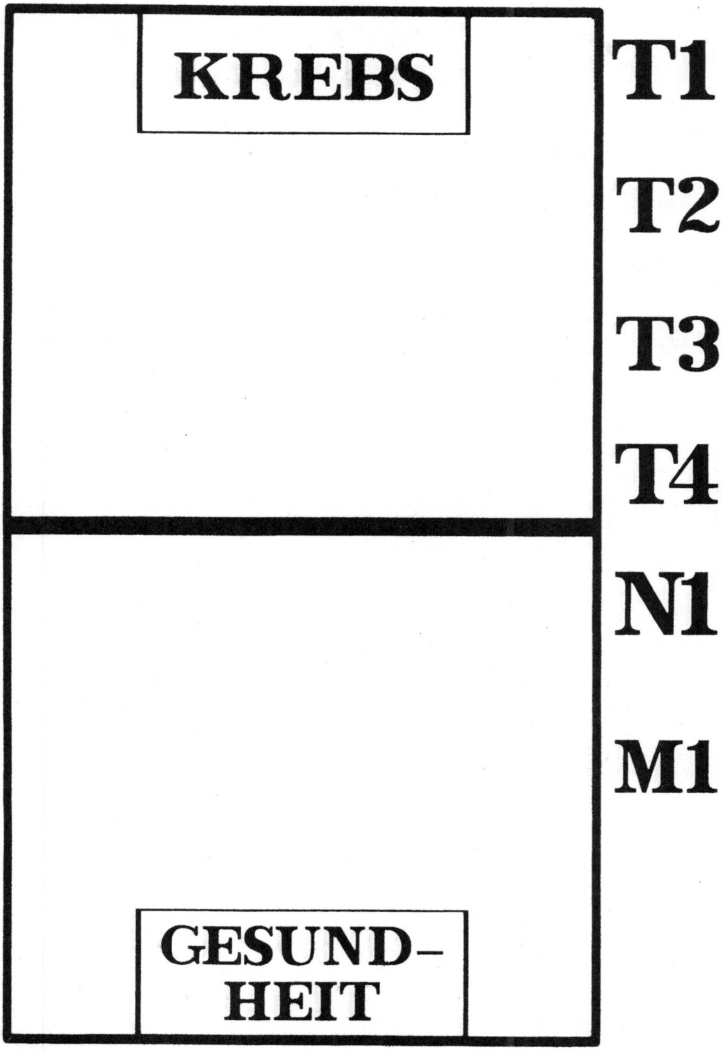

Abbildung 1

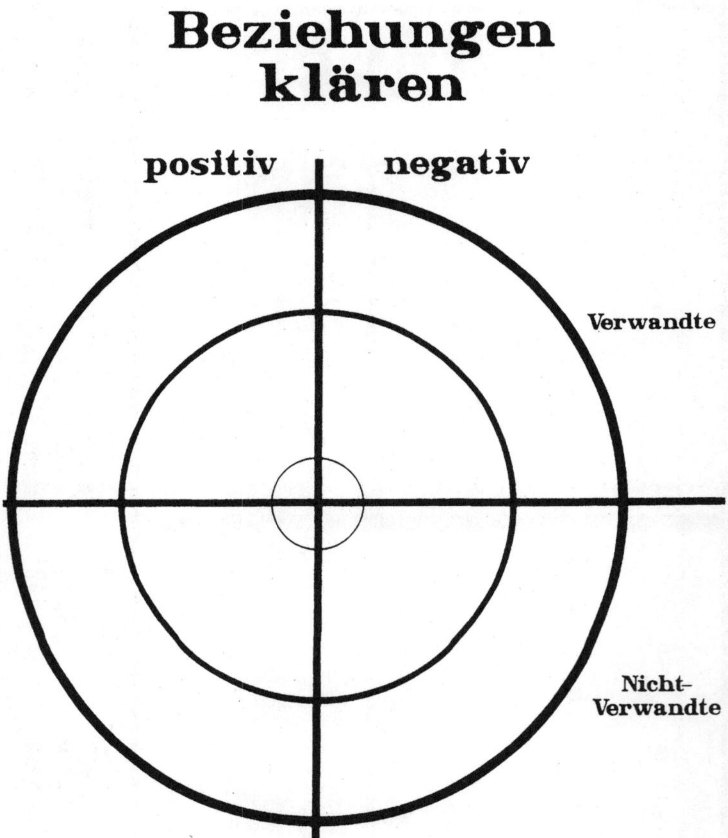
Beziehungen klären
positiv
negativ
Verwandte
Nicht-
Verwandte

Abbildung 2

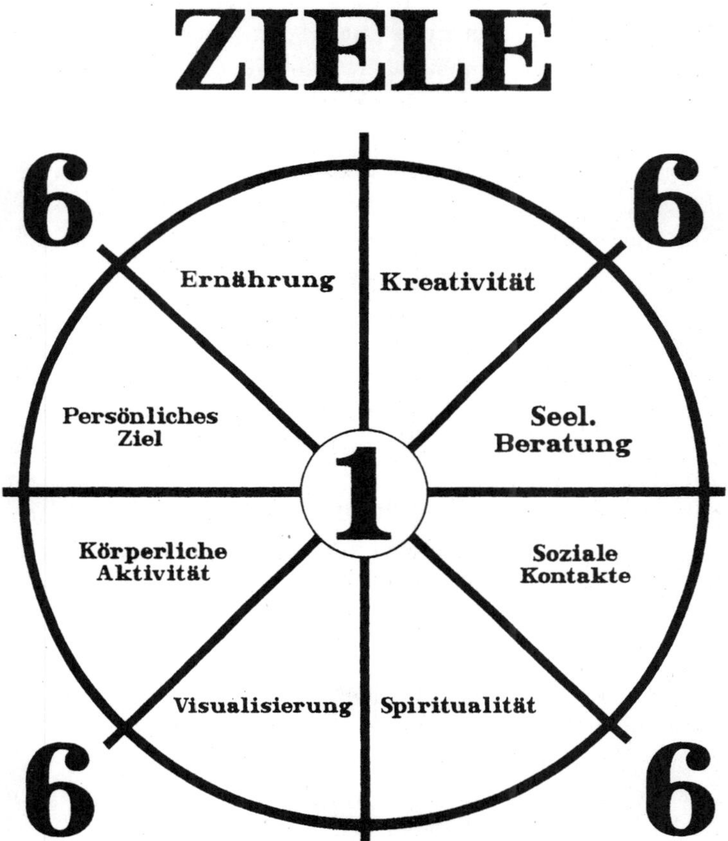
ZIELE
6
6
Ernährung
Kreativität
Persönliches
Ziel
Seel.
Beratung
1
Körperliche
Aktivität
Soziale
Kontakte
Visualisierung
Spiritualität
6
6

Abbildung 3

Grundentspannungsübung

Beide Füße ruhen sicher und fest auf dem Boden. Meine Arme ruhen locker auf meinen Oberschenkeln. Meine Wirbelsäule ist locker und gerade, ich kann mich etwas anlehnen, wenn ich das will.

Ich schließe die Augen und versuche langsam, das Laute – das vielleicht noch in mir und um mich ist – loszulassen und in eine innere Stille hineinzugehen wie an einen vertrauten, schönen Ort. Dort verweile ich etwas, ruhig und still, ohne irgendetwas zu wollen oder zu wünschen.

Ich spüre jetzt meine Sitzfläche auf der Unterlage, die Sitzbeinknochen, das ganze Becken. Und ich stelle mir vor, dass alles, was ich in meinem Bauch-Becken-Raum an zu viel Spannung habe, gleichsam dort herausfließt (wie Wasser) und hinab zum Boden. Mit jedem Ausatmen lasse ich mich etwas mehr auf die Unterlage sinken. Vielleicht kann ich das Gefühl haben, dass mein ganzes Becken weit und gelöst ist und ich in dieser Mitte meines Leibes richtig zu Hause bin. Es ist schön, einfach zu Hause zu sein.

Diese ruhevolle Wachheit lasse ich nun vom Becken aus in meine Beine hinunterströmen: in die Oberschenkel – in die Knie – in die Unterschenkel – in die Füße. Sollte ich noch irgendwo in den Beinen etwas Verspanntes fühlen, so lasse ich es gleichsam hinunterfließen, an den Beinen entlang (wie Wasser) und ab in den Boden.

Ich nehme dann ganz wach meine Fußsohlen am Boden wahr: die Fersen, die Sohlen, die zehn Zehen. Gibt mir das ein Gefühl von Ruhe, Sicherheit, Vertrauen? Alle diese Gefühle, die sich einstellen, weite ich aus und vertiefe sie.

Mein Bewusstsein gleitet jetzt sanft zurück zum Becken, zur Mitte. Von dort wandere ich den Rücken mit meinen Gedanken, mit meinem Gefühl hinauf. Wo gibt es Verspannungen? Ich versuche, sie gedanklich zu lösen, so wie man einen Knoten löst oder wie sanfte, zarte Fingerspitzen verspanntes Gewebe lösend massieren, und lasse dann die Verspanntheit an mir abgleiten, wie Wasser, zum Boden hin. Je mehr ich das tue, umso mehr kann ich mich gelöst in meinem Becken auf dem Stuhl niederlassen.

Auch die Schultern versuche ich auf diese Weise zu lösen. Ich vergegenwärtige mir, was ich so auf meinen Schultern trage, und versuche, dies alles jetzt zu lassen, und sei es nur für die Zeit meiner Übung.

Aus den gelösten Schultern heraus spüre ich meine Arme. Ich lasse auch sie los, bette sie gleichsam weich und locker auf meine Oberschenkel und spüre sie bis in die Fingerspitzen.

Mein Bewusstsein gleitet langsam zu meinem Hals. Ich stelle mir vor, wie die Verspannungen aus den Halswirbeln und aus dem ganzen verspannten Gewebe heraus hinunter in Richtung Boden abfließen.

Zuletzt nimmt mein Bewusstsein den Kopf wahr. Wo kann ich da Verspannungen fühlen? Ich fange an zu lösen: die Stirn. Ich denke mir, dass jemand sehr Liebes mir darüberstreicht und mir alles fortstreicht, was mich da stört – alle Spannungen, alle Falten, alles zu viele Denken. Wieder fließt alles ab nach unten, in Richtung Boden.

Ich fühle, dass meine Augen von den Augenlidern bedeckt sind. Ich spüre diesen feuchten, warmen Schutz der Augäpfel. Wenn meine Augen sich verspannt anfühlen, so löse ich sie ganz sanft: Werden die Augen dadurch feuchter?

Auch meine Wangen versuche ich zu lösen. Die Kiefergelenke sind gelöst, der Kiefer nicht aufeinandergepresst, der Mund leicht geschlossen.

Wo ruht meine Zunge im Mund? Vielleicht kann ich spüren, dass ein tiefer Atemzug durch mich hindurchgeht, wenn ich meine Kiefergelenke noch weiter lockere.

Nun bin ich ganz gelöst von Kopf bis Fuß, ruhevoll wach sitze ich da und kehre ein in die Stille, die mir aus der Übung wurde und die nun in mir ist.

Ich tauche ein in diese ruhevolle Wachheit wie in ein ruhiges Gewässer und lasse mich davon erfüllen und umhüllen, und in dieser Weise ruhe ich eine Weile.

Ich lenke nun sanft beim Bewusstsein auf die Stelle in meinem Körper, wo ich Schwierigkeiten habe (Krebsgeschwulst, krankes Organ, Operationswunde, Gelenkstörung etc.).

Ich bin einfach eine kleine Weile dort, in reinem Bewusstsein. Und ich versuche mir klar zu werden, was ich dort bereinigen und ordnen möchte. Ganz entspannt beobachte ich, wie diese Stelle auf mein Bewusstsein reagiert. Wird sie allein durch mein bewusstes Dort-Sein schon harmonischer, entspannter, gelöster? Oder wird der Raum, in dem die Stelle liegt, vielleicht freier, lichter, weiter? Oder reagiert das Gewebe durch Schmerz?

Dann beginne ich, mit den Zellen meines erkrankten Organs zu reden:

»Ich habe verstanden, dass ihr in Unordnung geraten seid, weil etwas in mir in Unordnung ist. Ich war immer so voll Unrast und Hetze und habe mich vielleicht zu wenig um euch gekümmert. Es tut mir leid, dass ihr erst aus der Ordnung geraten musstet, bevor ich es merken konnte, dass ihr vielleicht mehr Ruhe, mehr Energie, mehr Zuwendung, mehr Aufmerksamkeit braucht. Ihr habt mir Signale und Botschaften gegeben, aber ich konnte sie nicht hören. Deshalb habt ihr zu diesem äußersten Mittel der Krankheit gegriffen. Ich verstehe das jetzt.

Doch ich bitte euch, jetzt, wo ich die Zusammenhänge begriffen habe, mir zu helfen, dass alles wieder gut wird. So möchte ich jetzt da, wo ihr seid, heilende Atemenergie hinschicken, und ich bitte euch, diese Energie in euch aufzunehmen und sie umzuwandeln in die Heilkräfte, die ihr braucht.«

Jetzt fange ich an, den Atem auf das erkrankte Gebiet zu lenken. Beim Einatmen denke ich mir das Gebiet ganz offen und weit für die heilende Atemenergie. Beim Ausatmen stelle ich mir vor, dass alles Ungeordnete und Unharmonische, alles Verspannte und Verkrampfte, alles Geschwulstige und Verknotete sich gleichsam auflöst und abfließt.

Beim Einatmen denke ich mir das Gebiet ganz offen und weit für die heilende Atemenergie. Beim Ausatmen stelle ich mir vor, dass alles Ungeordnete und Unharmonische, dass alles Verspannte und Verkrampfte, alles Geschwulstige und Verknotete sich gleichsam auflöst und abfließt. Dies übe ich eine Weile.

Ich öffne mich also einatmend dem Heilen, der Ordnung, dem Leben und lasse ausatmend das Ungeordnete weggehen, abfließen.

Ich stelle mir vor, dass mein erkranktes Organ die Heilenergie aufnimmt wie ein Dürstender das rettende Wasser. Alle Zellen lasse ich von diesem Wasser des Lebens trinken. Sie verleiben es sich ein, baden darin, und ich stelle mir intensiv vor, dass die schwachen Zellen Kraft bekommen, die kranken Zellen gesund werden, während Krebszellen aus ihrer Bahn geworfen und weggeschwemmt werden.

Ich lasse nun diesen heilenden Strom sich in meinem ganzen Körper ausbreiten. Er fließt überall hin, erfüllt mich und hüllt mich ein. Ich sehe möglichst bildhaft vor mir, wie alle Organe in meinem Körper durch den heilenden Atemstrom die Kraft bekommen, in vollkommener Harmonie zu arbeiten, kraftvoll und stark zu sein. Ein tief inneres Gefühl von absoluter Gesundheit durchdringt mich und macht mich sehr froh und glücklich.

Daraus erwächst mir ein großes Vertrauen in die schöpferische Urkraft, die ich in mich aufnehmen konnte. Und tiefe Dankbarkeit wächst in mir. Ich lasse sie sich ausbreiten in mir wie eine Woge von Energie.

Ich spüre wieder, wie meine Füße fest auf dem Boden stehen, auf dem Boden jetzt in diesem Raum, und ich komme langsam mit meinem Bewusstsein in diesen Raum zurück. Und wenn ich fühle, dass ich wieder ganz hier bin, öffne ich die Augen und bin ganz wach.

RICHARD WAGNER

Darmkrebs und ISCADOR®

Darmkrebs vermeiden, erkennen,
behandeln und begleiten

ISCADOR® und mehr

128 Seiten, Broschur

Ratgeber und Begleiter für Patienten

Das kolorektale Karzinom rangiert nach dem Bronchial- und dem Mammakarzinom an dritter Stelle der weltweiten Krebsstatistik. Im Jahre 2000 erkrankten fast eine Million Menschen neu; eine halbe Million verstarb daran.
Das vorliegende Buch will Wege zur Vermeidung und zur Vorsorge aufzeigen. Neben den operativen Techniken werden die gängigen Chemotherapie-Strategien aufgezeigt. Besonderer Wert wird auf die Möglichkeit einer Iscador-Therapie als Vorsorgemaßnahme beim familiären Darmkrebs gelegt wie auch als adjuvante Behandlung zur Chemotherapie und als naturwissenschaftlich begründete und kontrollierbare Begleittherapie. Klinische Beispiele der Verbesserung der krebsspezifischen Immunabwehr, der Reduktion von Nebenwirkungen der Chemotherapie, der Metastasenrückbildung und der Verbesserung des Tumor-Fatigue-Syndroms runden diesen ärztlichen Ratgeber und Patientenbegleiter ab.

MAYER

Richard Wagner

Krebskrankheit und Immunabwehr

Der eosinophile Granulozyt – die vergessene Abwehrzelle

ISCADOR® und mehr

86 Seiten, Broschur

Funktioniert die Krebsabwehr?

Der eosinophile Granulozyt ist wahrscheinlich eine archaische Abwehrzelle, deren Gesamtfunktion lange Zeit in Vergessenheit geraten war. Sie wurde nur noch als Marker für Allergie und Parasitose verstanden. Neueste Forschungen zeigen jedoch, dass der eosinophile Granulozyt ein Marker für regulatorische Immunvorgänge bei der Krebs-Immunabwehr ist.
Früher wurden mindestens 25 Prozent der Patienten mit einem zunächst schlechten und unter Therapie sehr ausgeglichenen Immunstatus gesehen, bei denen dann trotzdem ein Rezidiv oder eine weitere Metastasierung eintrat, obwohl doch alle Kriterien der immunologischen Stimulation sorgfältig erfüllt waren.
Durchgeführte Funktionstests zeigen dann zum Beispiel bei solchen Patienten, dass nur die Anzahl der Immunzellen gesteigert werden konnte, nicht jedoch deren Funktion. Es ist dann letztlich gleichgültig, ob 1000 oder 5000 nicht funktionierender Immunzellen vorliegen, sehr viel sinnvoller ist es, wenige, aber sehr stimulierte und funktionsfähige Immunzellen zu besitzen, als eine Vielzahl inkompetenter Zellen, die nicht ihre Aufgabe, Tumorzellen anzugreifen, erfüllen können.
Das kurzgefasste Buch nennt Untersuchungsmöglichkeiten, fasst die wissenschaftliche Forschung zusammen und weist einen pragmatischen Weg der Tumornachsorge.

Richard Wagner

Onkologie – rationales Praxismanagement

Misteltherapie in der Kassenpraxis

ISCADOR® und mehr

200 Seiten, Broschur

Ratgeber und Begleiter für Patienten

Die strenge Budgetierung und vielfältigen Vorschriften, die von kassenärztlichen Vereinigungen, Berufsverbänden und Krankenkassen gemacht werden, stellen eine starke Belastung für die Ärzteschaft dar. Auf der anderen Seite stehen die Nöte der Krebspatienten, die einen Partner im Arzt suchen und wünschen, dass er sich Zeit für sie nimmt.
Am praktischen Umgang mit Mamma-, Prostata- und Coloncarcinompatienten stellt der Autor dar, wie eine onkologische Sprechstunde rational so gestaltet werden kann, dass innerhalb kurzer Zeit eine Befund-, Risiko- und Laboranalyse sowie eine Umfeldanalyse und eine Therapiebewertung möglich ist, wobei die Stellung des Patienten gebührend berücksichtigt wird und seine Motivation unterstützt werden kann.

»So können auch in einer Kassenpraxis rationale Budgets für die labor- und sonstigen ärztlichen Leistungen, vor allem aber auch für den Einsatz der Mistelpräparate geschaffen werden.«

MAYER